TRUCOS PARA LEER LA MENTE DE LOS DEMÁS

Cómo Adivinar el Pensamiento de los Demás con Poco Esfuerzo. 2 Libros en 1 - Secretos de la Psicología Oscura, Cómo ser un Detector de Mentiras

ALEX FISCHER

Índice

Secretos de la Psicología Oscura

Cómo ser un Detector de Mentiras

Secretos de la Psicología Oscura

Cómo Dominar la Persuasión, el Control Mental y la Manipulación para Protegerte de Engaños Comúnmente Usados en Mentes Débiles

Índice

Introducción

En años recientes, la psicología ha intentado avivar el espíritu humano con muchos términos psicológicos populares como psicología positiva o con la gran cantidad de libros publicados que les dicen a las personas como comportarse para llevar una vida exitosa y satisfactoria al hablar de precauciones, diez pasos para hacer algo, los tan conocidos títulos "cómo hacer tal cosa" y muchos más. La mayoría son consejos de psicología popular sin las bases adecuadas o es una moda del momento. Una llega a preguntarse si la vida puede ser tan fácil como leer el libro indicado y seguir algunos conceptos básicos para que todo esté bien para ti y para mí. Pero este libro es diferente, ya que aquí exploramos el lado oscuro de la mente humana para poder defendernos de aquellos que nos quieren manipular. La parte oscura de la mente es aquella que ve el desapego emocional, la destrucción y los actos malvados como algo cotidiano de la psique humana que emerge en todos nosotros de vez en cuando. Puede ser cierto que todos tengamos esos sentimientos de vez en cuando, pero no por eso los manifestamos. Aquellas personas que sí dejan salir su lado oscuro sienten emoción, alegría y placer en la parte disfuncional de su existencia. ¿Cómo puede la sociedad convivir con este lado oscuro y salir adelante sin dejarse manipular o sucumbir a esa misma oscuridad?

En este libro hablaremos de las distintas maneras de manipulación que existen hoy en día, explicando desde lo más básico que son las relaciones tóxicas, hasta lo más grande que es la manipulación política y económica. Descubrirás que hay muchas maneras de manipular y controlar a las personas, algunas más obvias que otras. También hablaremos de la hipnosis, la buena y la mala, una forma de influenciar la mente que puede servir como entretenimiento o que puede ser una herramienta para ayudarte a superar algo en tu vida. Por supuesto, todas estas técnicas de manipulación dependen de que el sujeto sea ignorante al respecto para ser influenciable o de que el sujeto acepte el cambio sugerido para poder ser manipulado. En general, este libro intenta sacarte de la ignorancia para que puedas enfrentarte a cualquier forma de manipulación con las herramientas adecuadas.

1

¿Qué es la psicología oscura?

La psicología oscura en el estudio del comportamiento criminal y desviado de lo normal y una estructura conceptual para descifrar la maldad potencial dentro de los seres humanos.

La psicología oscura es el estudio de la condición humana cuando se relaciona con la naturaleza psicológica de las personas que atacan a otros motivados por impulsos criminales o pervertidos que no tienen un propósito y que no siguen las suposiciones generales de los impulsos instintivos y de la teoría de las ciencias sociales.

Toda la humanidad tiene el potencial de victimista otros humanos y seres vivos.

. . .

Mientras que muchos nos contenemos o sublimamos esta tendencia, otras personas siguen estos impulsos.

Con este libro, la intención es que aprendas a identificar todas esas conductas que te pueden hacer daño y que así puedas actuar en contra de ellas, ya sea que tú mismo quieras actuar así o que alguien más te intente manipular.

La psicología oscura trata de entender estos pensamientos, sentimientos, percepciones y sistemas de procesamiento subjetivo que llevan a la conducta depredadora que es antitética al entendimiento contemporáneo del comportamiento humano. La psicología oscura asume que el 99% de las conductas criminales, desviadas y abusivas tienen un propósito y una orientación algo racional motivada por un objetivo. Significa que todas las personas que actúan de esta manera tienen un objetivo que probablemente te afectará hasta cierto punto.

El 1% restante, parte de la teoría de Adlerian y de la perspectiva teleológica. La psicología oscura propone que hay una región dentro de la psique humana que permite a algunas personas cometer actos atroces sin un propósito. En esta teoría, se le ha llamado "singularidad oscura".

. . .

Primero, vamos a examinar cómo podemos identificar el lado oscuro del pensamiento y comportamiento psicológico. Necesitamos unas medidas para establecer qué es normal y qué se considera un comportamiento anormal.

Nuestra primera medida son las normas sociales; esto significa el comportamiento diario que se considera normal en una sociedad dadas ciertas circunstancias que confrontan nuestra percepción. Por ejemplo, en la cultura occidental, golpear a otra persona de forma violenta es considerado un acto criminal y que eres repulsivo para una sociedad pacífica.

Sin embargo, se permite la violencia cuando la persona tiene permiso social como en el caso de un soldado en actos de guerra, un policía en el acto de aprehender a un criminal peligroso, un ciudadano defendiendo a su familia de una amenaza peligrosa de otra persona. Estos estándares dobles pueden ser malinterpretados de muchas maneras: un soldado que comete crímenes de guerra como el genocidio, un policía que usa violencia para intimidar a un testigo mientras lo interroga o un ciudadano que viola los derechos de otra persona para lograr mejorar su propia posición de alguna manera.

. . .

La segunda medida es moral. ¿Cómo decidimos como sociedad qué es lo correcto y lo incorrecto?, ¿quién tiene el poder de decidir estos derechos?, ¿las leyes siguen unas convicciones morales o se vuelven una protección de los débiles en contra de los fuertes o del rico en contra del pobre?

La mayoría de las sociedades están de acuerdo en que matar a otro ser humano está en contra del código moral.

Simplemente está mal asesinar y debe ser castigado con un acto de severidad equivalente por la sociedad que apoya la postura moral y legal impuesta a las masas por sus creadores de leyes. Para la mayoría de las sociedades, éste ha sido un código religioso de conducta como los diez mandamientos de la fe cristiana y otros códigos como el budismo y el Corán musulmán.

La fe en la recompensa divina y en el castigo están reflejados en el lenguaje legal y en las leyes que son la base de cualquier nación civilizada de personas.

Al haber aceptado estas reglas, hay algunas personas que están listas y dispuestas para desviarse de estas leyes, principios morales y lineamientos religiosos que nos permiten a todos vivir en una sociedad pacífica gobernada por principios de comportamiento ya acordados que protegen a los individuos del peligro, el abuso y el daño.

La tercera área de comportamiento no está establecida en las leyes o en los conceptos religiosos, sino en aquellos conjuntos de comportamientos diarios que podríamos llamar "modales" o "ser educado". La conducta o la forma de actuar que conforma desde el comportamiento aceptado de un miembro superior de la sociedad que sabe cómo comportarse en compañía de otras personas hasta el conjunto de estándares que son considerados como la evidencia de una civilización avanzada. Esto a veces se puede ver en la etiqueta de los modales en la mesa o cuando un hombre abre la puerta para una mujer y permitir que ella pase primero, reconocer el deber de un hombre para proteger y defender a una mujer. En la actualidad, en algunas culturas, los derechos de las mujeres se han puesto en duda por los comportamientos hacia las mujeres que pueden ser sexistas y, por lo tanto, es insultante para la independencia de la mujer. Aun así, los modales son el signo de ser bien educado y de los niveles altos de la sociedad, ya sea la caballerosidad inglesa o la ceremonia de té japonesa.

Después de haber diferenciado las sociedades con sus diferentes maneras de medir el comportamiento, ya sea

por medio de leyes, códigos morales o normas socialmente aceptables, los humanos todavía logran una gran
cantidad de conductas disfuncionales que suelen impactar
e influenciar a otras personas hasta el punto en el que los
perpetradores de estos comportamientos se ven a sí
mismos como fuera de la ley, de los códigos morales y de
la etiqueta del resto de la sociedad. A veces, por medio del
sentimiento de culpa, todos reconocemos cuando hemos
traspasado esas reglas que consideramos esenciales para
una civilización bien ordenada. Sin embargo, existen
aquellas personas que no sienten nada cuando se les
confronta por haber usado la violencia, por haber
destruido o por matar a otros porque dicen que es su
derecho vivir sin esas reglas y que tienen la libertad de
vivir una vida que está determinada por nada más que
sus deseos de poseer y destruir.

El lado oscuro

¿Qué es lo que siente un hombre al patear un perro
porque está frustrado con la sociedad que condena su
existencia? ¿Cuáles son las emociones que esta persona
siente en ese momento cuando el perro llora y aulla de
dolor y miedo? ¿Por qué sonríe y desea seguir lastimando
al perro y disfruta de ver a un animal en sufrimiento?

. . .

Los testigos se sienten indignados por este comportamiento y sienten simpatía por el perro indefenso que este hombre ha elegido tratar cruelmente y sin remordimiento.

¿Quién es este hombre? Bueno, él podría ser cualquiera de nosotros en ciertas ocasiones. Todos perdemos nuestro sentido de calma psicológica y pensamientos racionales cuando lidiamos con la injusticia de la vida o la falta de oportunidades, aunque no por eso actuamos de la misma manera. Por otra parte, podemos pensar que este hombre es millonario, tiene satisfechas todas sus necesidades, y aun así siente un gran placer al patear y mirar cómo sufre el perro por sus actos. Tiene una sensación de poder en esta habilidad para infringir dolor y le complace sentirse superior a otros humanos inferiores, a quienes él considera incapaces de tomar lo que quieren, por lo que terminan siendo sus empleados y sirvientes. Sarmiento o de superioridad posicional lleva a la falta de simpatía por empatía por otras personas o seres vivos, a quienes considera unos tontos por aceptar la dominación de este tipo de líderes y creadores de leyes.

El ejemplo anterior rompe con nuestras tres medidas de normas sociales, leyes (lastimar a animales indefensos), normas morales (el tabú de un comportamiento o sin sentido que se considera como una ofensa) y comportamiento socialmente aceptable (mientras todos podrían perder la cultura y patear al perro la mayoría sentiría punzadas de culpa y remordimiento). En este caso, no obstante, nos encontramos con personas que no sienten culpa, no sienten remordimiento y se consideran a ellos mismos una excepción a las reglas con las que no están de acuerdo. Por ejemplo, en Inglaterra, la caza de zorros era un deporte cruel practicado en su mayoría por hombres y mujeres inteligentes, profesionales y adinerados. Aún así, estás menos personas se reclamaban su derecho a cazar y a destruir un animal indefenso simplemente por pasar un buen rato al ver que sus perros de cacería destrozaran y devoraran al zorro. Aunque la mayoría de las personas inglesas votaron en muchas ocasiones para prohibir este deporte, pasaron unos cuantos años de protestas y campañas para que se volviera una ley.

Hoy en día, la caza de zorros es una actividad ilegal, sin embargo, estas mismas personas continúan infringiendo la ley y cazando bajo estatutos locales que todavía no se ponen al día con la legalización nacional. Estas personas saben que lo que hacen es ilegal, inmoral y va en contra de las normas sociales definidas por la opinión de la mayoría. Aun así, se dicen ser una parte superior de la sociedad y, por lo tanto, están por sobre las preocupaciones morales del día a día de las masas ordinarias.

. . .

Lo más sorprendente es que, en Inglaterra, estas personas son miembros del parlamento, policías, jueces y otras personas que controlan aspectos de la sociedad en Inglaterra como los propietarios de terrenos (tierra que les fue dada en el pasado por permiso real al quitarles a los pobres sus tierras legítimas). En otras palabras, las mismas personas que deberían establecer un ejemplo para la sociedad son las mismas que infringen las leyes y el comportamiento socialmente aceptable.

En otro ejemplo, tenemos que mirar al criminal. Los criminales suelen ser considerados como los rechazados por la sociedad ya que vienen de contextos defectuosos, de familias desafortunadas y de una educación parental muy mala. No obstante, en la sociedad, el daño más grande que se hace al público suele ser por parte del crimen corporativo como la malversación de los fondos para pensionados, las acciones, el intercambio interno de utilidades y el robo de activos y riquezas realizados por los dueños de las empresas y oficiales de gobierno. Estos delitos, llamados de cuello blanco, no suelen ser detectados y es el más difícil de llevar ante la justicia. Todos los días los criminales son más visibles al público ya que sus crímenes causan problemas localizados y hacen que los medios supliquen por acción policiaca y de las autoridades civiles.

. . .

Por lo tanto, la mayoría de las leyes son acerca de los crímenes visuales que son fáciles de entender y comprender.

El castigo para el crimen visible también es directo y se maneja todos los días dentro de las cortes y de los medios de comunicación.

¿Cómo distinguimos entre los dos tipos de criminales, entre el tan llamado crimen sin víctimas de los criminales de cuello blanco que no ven víctimas inmediatas, o el asesino que durante un robo a mano armada mató y lastimó a aquellas personas que se opusieron a su voluntad de robar lo que quiere de la sociedad? ¿Qué hay del caos que dejaron a su paso?

Ahora nos preguntamos qué es lo que la psicología tiene que decir sobre los desviados y pervertidos que no ven que sus acciones son un problema para ellos mismos y sienten que los otros no controlan sus vidas porque son débiles y, por lo tanto, merecen ser las víctimas de aquellos que son más inteligentes, fuertes y más poderosos. Los medios suelen hablar sobre las masas pasivas que aceptan el status quo y, en el mismo tono, condenan a la persona local que hizo justicia con sus propias manos tal vez para vengar algún daño que le hicieron a él o a su familia.

La primera área que la psicología expone explora las razones detrás de este comportamiento oscuro de otras personas es el desarrollo, que el crecimiento y educación es un camino para este comportamiento, que la persona que patea perros no fue amada o cuidada de la manera correcta. Que los mismos transgresores fueron víctimas del acoso escolar y que, por lo tanto, necesitan actuar para dejar salir su frustración en aquellos que en la sociedad son más débiles que ellos mismos. La pregunta que debemos realizar aquí es: ¿Por qué algunas víctimas, de hecho la mayoría, terminan siendo ciudadanos que burlan las leyes y que sólo unos cuantos pocos se vuelven los monstruos que tienen que matar y lastimar por razones de errores de desarrollo?

En este punto, muchos científicos han gustan de mencionar un factor genético en el comportamiento. Esta vieja explicación ya ha existido por un tiempo. Existe evidencia entre criminales violentos que suelen poseer un cromosoma Y (masculino) adicional que le da una mayor cantidad de testosterona y eso los hace reaccionar en situaciones frustrantes en las que usan el miedo y el terror como herramienta para conseguir lo que quieren. No obstante, ya que es un porcentaje de criminales violentos, es estadísticamente menor, aunque en la población general de la prisión esto puede ser mayor.

. . .

Toda la información genética hasta ahora lleva a la especulación sobre factores genéticos, pero no hay evidencias firmes que respalden este hecho. La evidencia que suele citarse es aquella de dos estudios iguales en el que los gemelos fueron separados al nacer tienen incidencias de comportamientos y reacciones similares. Una vez más, conforme al porcentaje de gemelos nacidos y estudiados, la evidencia es débil para el determinismo genético y es alto para el desarrollo ambiental que suele ser muy similar. También hay gemelos que experimentaron entornos que son tan similares que es más probable que fuera una sorpresa si resultaban completamente diferentes uno del otro.

Así que, si quitamos los resultados del desarrollo y la predisposición genética, entonces, ¿Qué es lo que hace que unas personas tengan un comportamiento socialmente aceptado y que otros cumplan con todas las demandas sociales que se les piden? Entonces, esta es la perspectiva propuesta que hace difícil para la psicología ver siempre el lado positivo o verlo de la manera determinística; y que tal vez es posible que ser cruel, traicionero, violento y tener una tendencia al comportamiento criminal sea un comportamiento normal entre los humanos bajo ciertas circunstancias. Esos códigos morales son los lujos de una sociedad establecida en la que todos son iguales tanto económicamente como en clases.

La psicología del superviviente

Siempre existen aquellas personas en todo el mundo que creen que el final de la sociedad es una posibilidad real, ya sea por aniquilación nuclear (hoy en día es más posible una guerra biológica) o por la caída del capitalismo pensando que tendrá como resultado crisis sociales y luchas sociales. A estas personas se les suele conocer cómo supervivientes. Estas personas guardan armas para lidiar con las hordas fuera de control que van a vagar en el exterior en el caso de un conflicto o civil, y también guardan comida por la posibilidad de desabastecimiento causado por la caída de la economía. Los supervivientes creen que tienen el derecho básico al entenderse ellos y sus familias en el caso de la caída de la sociedad y por la carencia de leyes que los protejan.

En ocasiones, estos grupos entran en conflicto con estatutos legales existentes que se han vuelto fortalecidos por autoridades federales, como el FBI. Por lo tanto, la mentalidad del superviviente es que, por una parte, están en conflicto con la sociedad y, por otra parte, tienen un intento genuino de controlar su propio destino en contra de los desastres futuros.

. . .

Después de todo, las compañías de seguros sobreviven con esa simple premisa, aunque, irónicamente, serían las primeras en no sobrevivir una caída económica del capitalismo como ya se pudo ver en el fracaso de muchos bancos en la crisis económica mundial del 2009.

En la actualidad, las películas más populares del cine son las películas de desastres en las que hay inundaciones, guerras biológicas, invasiones alienígenas, tormentas solares y otras catástrofes causadas por la caída de la sociedad. Los héroes de estas películas siempre son de supervivientes con muchos recursos que, en medio de toda la violencia, protegen a sus seres queridos de todo el peligro. ¿Por qué las personas consideran que esos personajes son atractivos, son el héroe, y, a pesar de eso, los verdaderos supervivientes son denigrados como enemigos públicos del status quo? A juzgar por el éxito de estas películas y las personas normales se reconocen que la caída de la sociedad de es algo que podría pasar o que de hecho es algo inevitable. Así que consideran estas películas como un tipo de esperanza para otro futuro que podría llegar a ocurrir por la destrucción de su propio mundo cotidiano.

La psicología como evolución

. . .

En la historia humana, todas las personas comenzaron como supervivientes al ser cazadores y recolectores vagando por la tierra buscando animales fáciles de cazar para tener alimentos y recursos. Conforme el tiempo pasó, vemos que estas sociedades se establecieron como asentamientos con agricultura y cultura al crear reglas, leyes, líderes y códigos morales. Conforme crecieron y se desarrollaron, estas sociedades crearon arte, música y religión para compensar una existencia limitada dentro de los límites de la misma sociedad que crearon.

Desde estos inicios, la tierra y la propiedad se volvieron importantes. La posesión de bienes y propiedades se volvió esencial para el crecimiento. Con el tiempo, estos asentamientos se volvieron villas, pueblos y ciudades que eventualmente formaron países con fronteras. La supervivencia se vuelve ahora una cuestión de grupo y no del individuo, ya que es el instinto natural del ser humano desde el inicio de los tiempos.

Sin embargo, con el tiempo, todas estas sociedades se desvanecieron y dejaron de existir. Algunas por razones desconocidas, como los mayas y las civilizaciones de Sudamérica. La mayoría fracasaron conforme fueron creciendo en imperios que dominaron a los débiles con una versión propia de las leyes y de la religión.

· · ·

Sin embargo, una cosa que a todos nos enseña la historia es que las sociedades desaparecen por toda clase de razones.

Los griegos, los romanos y los egipcios del mundo antiguo, y los imperios británico, francés, alemán y japonés del mundo moderno, todas estas sociedades tienen una cosa en común: ellos no visualizaron su propia caída. En el mundo actual un europeo o un estadounidense no puede imaginar la caída de la comunidad económica europea o de los estados unidos de América, no obstante, estos nuevos imperios modernos tienen su propio talón de Aquiles, el capitalismo.

Aunque Karl Marx vio lo negativo del capitalismo y su eventual falla, él no pudo haber visto cómo afectaría el mundo moderno, hasta el punto de que las guerras por el petróleo y el gas dominarían el siglo XXI. Sin embargo, es muy probable que Marx se hubiera reído con alegría ante la falla del sistema bancario en el 2009 que se basó en la avaricia y en la deuda entre las primeras naciones del mundo.

La mayoría de las fallas pueden ser atribuidas a la mala administración, pero, de hecho, fue por una pérdida de confianza en el sistema financiero por parte de las personas ordinarias lo que causó una pérdida de fondos y la incapacidad de ayudar a la deuda paralizante por las tasas de interés tan altas y las pocas ganancias en las inversiones. Cuando las personas entran en pánico entran en el modo de supervivencia, su bienestar es lo primero por lo que se preocupan.

Llegados aquí, es tiempo de concluir a partir de estas observaciones que las normas sociales, las leyes y los códigos morales de hecho no son normales para los seres humanos y que la sociedad suele obligar ciertos comportamientos del grupo basados en lo que el poderoso quiere de aquellos sin poder. Que, en realidad, la mentalidad de supervivencia es nuestra norma general y que nuestra sociedad intenta controlar nuestro lado salvaje en cada ser humano al entrenarnos desde una edad temprana a obedecer leyes, reglas y códigos morales, los cuales pertenecen al grupo que tiene el control, que por lo general son los ricos que dominan nuestros gobiernos y las instituciones.

Por lo tanto, hay que preguntarse si se vale condenar a aquellos que sienten que la sociedad no les ofrece un trato justo, que de hecho ellos deberían tomar lo que necesitan para lograr sobrevivir en un entorno que suele ser hostil en el que el privilegio depende de tu escolaridad, de tu familia o de tu riqueza.

¿La psicología misma necesita salir al mundo real y admitir que el comportamiento humano normal es oponerse a las sociedades rígidas y a sus reglas? Las personas se resienten a la sociedad, pero debido a que no tienen poder encontrar aquellos que controlan las leyes y la moralidad, sienten cierta impotencia al intentar vivir entre las ovejas. No es ninguna sorpresa que, ocasionalmente, surja algún lobo solitario que intente tomar las cosas entre sus manos para cambiar a la sociedad o su propio ambiente, para lograr vivir una existencia más libre y controlada por uno mismo, lejos de los rigores de la sociedad. Sociedad que, como hemos visto, eventualmente va a sucumbir y a re inventarse y conforme los nuevos ricos y poderosos tomen el control una vez más.

En el último siglo, hemos visto que China ha pasado de ser un imperio gobernado por déspotas a ser un régimen militar controlado por los ricos y poderosos, y luego se ha transformado en un estado comunista a mediados del siglo, en el que el marxismo determinó la vida la sangre todos sus habitantes y, eventualmente, la cambió a la China actual que es un estado capitalista-socialista la basado en un partido gobernante que determina la vida de la población impotente. En todas sus luchas para cambiar a aquella persona que los gobernaba, desde el emperador de antaño hasta años recientes, nada ha cambiado excepto los ricos y los poderosos que están en el poder.

Si otra revolución llegara a ocurrir en el futuro de China, por el momento parece improbable a pesar de la inquietud en muchas partes del país entre las minorías forzadas a complacer al poder central. Recuerda que ningún imperio puede ver su propio final.

¿Cómo va a lidiar la psicología entonces con la pregunta del comportamiento humano como un mecanismo básico de supervivencia, que de hecho los humanos son naturalmente violentos, crueles y dominadores de otras personas que son más débiles que uno mismo? Es difícil tener una perspectiva positiva para todos estos escenarios apocalípticos.

La psiquiatría de los hospitales mentales suele considerarse como el agente de control social. Si no estás de acuerdo con la sociedad y con sus reglas, entonces debes estar loco. Por lo tanto, debes estar comprometido y controlado por la seguridad y el beneficio de todos. La psicología, por otra parte, se considera como el aspecto liberador de la salud mental, en la que se ayuda a aquellos que no están en sintonía con la sociedad para encontrar su lugar y volver a encajar en ese comportamiento que se considera normal para ese grupo social.

. . .

¿Cuál sería la respuesta para aquellos que se rebelan en contra de la sociedad en la que viven y que quieren otra forma de existencia sin la interferencia de los poderosos y quieren la libertad de vivir la vida que ellos eligen para sí mismos? ¿O acaso tenemos que esperar a que las películas se vuelvan reales y que el desastre que nos espera nos lleve a una existencia de superviviente? Nadie quiere tener que luchar día a día para poder sobrevivir.

Cómo se usa la psicología oscura en la actualidad

Los programas de entrenamiento que enseñan psicología oscura y nada ética y técnicas de persuasión suelen ser programas de ventas o de marketing. La mayoría de estos programas usan tácticas oscuras para crear una marca o para vender un producto con el simple propósito de ayudarse a sí mismos o a su compañía, no al cliente.

Muchos de estos programas de entrenamientos convencen a las personas de usar tales tácticas y que está bien hacerlo y es para el beneficio del que lo usan.

Porque, claro, sus vidas serán mucho mejores después de haber comprado el producto o servicio, como dicen en todos los comerciales. Si te preguntas quiénes son los que más usan la psicología oscura y las técnicas de manipulación, aquí hay una lista de personas que usan estas tácticas:

Narcisistas

Las personas que son realmente narcisistas (que cumplen con la diagnosis clínica) tienen un sentido exagerado del valor propio. Necesitan que otras personas validen su creencia de ser superiores. Tienen el sueño de ser adorados o alabados. Usan las tácticas de la psicología oscura, la manipulación y la persuasión nada ética para mantenerse.

Sociópatas

Las personas que son realmente sociópatas (de acuerdo con un diagnóstico clínico) suelen ser encantadores, e inteligentes, aunque son impulsivos. Debido a la falta de emocionalidad y la habilidad de sentir arrepentimiento, usan técnicas oscuras para crear una relación superficial y luego se aprovechan de las personas.

Abogados

Algunos abogados se concentran tanto en ganar su casi que recurren a usar cualquier técnica oscura de persuasión para obtener el resultado que ellos quieren.

Políticos

Algunos políticos usan tácticas de psicología oscura y tácticas oscuras de persuasión para convencer a las personas de que están en lo correcto y que deberían votar por ellos.

Vendedores

Muchos vendedores se concentran tanto en lograr una venta que llegan a usar técnicas oscuras para motivar y persuadir a alguien para que compre su producto.

Líderes

Algunos líderes usan tácticas oscuras para lograr la obediencia, sumisión, más esfuerzo y un mejor desempeño de sus subordinados. Podrán tener resultados óptimos, pero el trato a sus empleados es cruel.

Oradores públicos

Algunos oradores utilizan tácticas oscuras para incrementar el estado emocional de la audiencia al saber que eso lleva a vender más productos o a persuadirlos de lo que él o ella desea.

Personas egoístas

Esto puede ser cualquier persona que tenga objetivos que ponen primero su bienestar que el de otros.

Todas estas personas usan tácticas para satisfacer primero sus necesidades propias, incluso aunque sea a expensas de los demás. No les importan los resultados de ganar y perder. Es probable que te suene conocido para ti o para personas conocidas. Incluso yo caigo en esta categoría porque estoy en el negocio de escribir y vender libros.

Esta es la razón por la que siempre me tengo que recordar a mí mismo que trabajar, escribir, hablar y vender con carácter requiere evitar el uso de técnicas manipulativas y coercitivas. En eso radica la ética de trabajo.

Para diferenciar entre la motivación y las técnicas de persuasión que son oscuras de aquellas que son éticas, es importante examinar la intención. Debemos preguntarnos a nosotros mismos si las técnicas que estamos usando tienen la intención de ayudar a la otra persona.

Está bien si la intención también es ayudarte a ti mismo, pero si sólo es para tu beneficio, es muy fácil caer en las prácticas oscuras y poco éticas.

. . .

La meta debería ser lograr un beneficio mutuo o un resultado en el que ambos ganen. Sin embargo, debes ser honesto contigo mismo y con tu creencia de que la otra persona realmente va a obtener un beneficio. Un ejemplo de esto sería una persona de ventas que cree que todos se van a beneficiar de su producto y que la vida será mucho más sencilla para el consumidor gracias a su compre. Es muy fácil que este vendedor con esta mentalidad sucumba al uso de tácticas oscuras para convencer a la persona de que compre, y por eso usará una mentalidad de "el fin justifica los medios". Esto llevaría a la persona a usar cualquier técnica para lograr la venta, sin importar lo poco ética que sea.

Si tú no quieres ser una persona así y tampoco quieres ser víctima de este tipo de personas, sigue leyendo este libro para comprender en qué consiste la psicología oscura y así puedas defenderte de ella.

2

Principios básicos de las situaciones emocionales y las manipulaciones ocultas

¿Qué es la manipulación oculta?

Algunas formas de manipulación oculta probablemente han existido desde hace miles de años. Sin embargo, nuevos métodos organizados de manipulación oculta como la programación neurolingüística y las técnicas en las comunidades de los llamados "artistas de ligue", se han vuelto muy populares en los últimos 15 años, más o menos, con la ayuda del Internet. Es probable que más personas comunes estén involucradas en la manipulación oculta más que nunca.

Oculta es un adjetivo que significa que está cubierta, tapado, escondido o disfrazado.

. . .

Manipulación es el acto de mover algo con la mano o el acto de controlar por medio de medios ingeniosos, injustos o insidiosos, en especial a favor de uno mismo. Es importante hacer notar que no todas las técnicas de manipulación oculta son esencialmente dañinas, y no todas las personas que usan estas técnicas las están usando con la intención de lastimar, dominar o burlarse.

Sin embargo, el término manipulación oculta es una descripción precisa para todos los métodos de los que hablaremos luego, independientemente de la intención de la persona. Para bien o para mal, el objetivo de la manipulación oculta es persuadir sutilmente o dirigir a otros sin revelar las intenciones ocultas.

La manipulación emocional cubierta es el proceso en el cual uno obtiene el control de la mente de otra persona sin que ella sepa simplemente al hacer conversación con la mente subconsciente del interlocutor. El objetivo final aquí es cambiar la opinión de la persona en cuestión al manipular sus pensamientos y hacer que hagan las cosas a tu manera. En este proceso, el manipulados cambia el patrón de pensamientos de las personas, su comportamiento, emociones y percepciones de la vida a un nivel subconsciente.

. . .

A diferencia de las sesiones convencionales de hipnoterapia, la manipulación oculta no implica cerrar los ojos ni un péndulo que se mueve, ni gestos extraños con las manos.

Las técnicas específicas de manipulación oculta incluyen el uso de propaganda, la programación neurolingüística, las técnicas de los artistas de ligue, ofuscación, simbolismo subversivo, etc. Las técnicas de manipulación oculta son una forma de control mental, aunque mucho más sutil que otras formas abiertas como el lavado de cerebro.

- En la práctica, las técnicas de manipulación oculta pueden incluir todo lo siguiente:
- Usar señales no verbales para gustarle a alguien o para que esté de acuerdo contigo.
- Guiar o dirigir una conversación de tal manera que se revela solamente la información deseada.
- Codificar órdenes subliminales en el habla o en los gestos.
- Intentar construir un sentido de confianza (a veces falso) o conformidad en una persona seleccionada.
- Hacer suposiciones sobre el valor de la persona, sus motivaciones psicológicas, deseos, necesidades o inteligencia.

Todo eso sin proporcionar los hechos y la información, incluso escondiendo la verdad.

Las órdenes y sugerencias dadas por la persona que está manipulando a la otra que es la manipulada son más una metáfora y se presentan de forma diferente, aunque en ciertos casos también se dan de forma directa. Las historias son una de las herramientas de la manipulación oculta que puede ser utilizada de forma efectiva para ocultar el mensaje actual que estás dando y ayudar a recordarlo con más éxito.

Sin embargo, el paso inicial en la manipulación oculta es construir una buena relación con el interlocutor. Es muy fácil hacerlo con amigos y familiares, pero no es tan complicado hacerlo con extraños. Si quieres evitar que te manipulen, debes estar atento a estas acciones. Todo lo que tiene que hacer un manipulador es decir unos cuantos cumplidos o reírse de las bromas de su interlocutor desconocido para crear un nivel de comodidad adecuado. No es necesario que profundicen mucho en la conexión para lograr la manipulación. Así que ya sabes, debes estar atento cuando una persona te hace cumplidos o se ríe de tus chistes, tal vez quiere que sientas simpatía por él o ella, para que así estés más dispuesto a caer en su manipulación. Luego podrás darte cuenta de si fue honesto o no con los siguientes pasos.

El segundo paso después de crear una buena relación con el interlocutor para poder manipularlo, la persona manipuladora tiene que intentar apagar la mente crítica del interlocutor. No es nada muy complejo, sino que se trata de distraer la mente del interlocutor de su estado de pensamiento normal a un estado imaginario de pensamiento. Suele ser común empezar con estos escenarios y haciendo preguntas como "qué pasaría si..." o "imagina que...". Esto suele apagar de inmediato su mente crítica y deja que su imaginación domine todo su proceso de pensamiento. Después de haber retirado con éxito la mentalidad crítica del interlocutor, el manipulador ahora puede dar sus órdenes irresistibles y describir las cosas que quiere que el interlocutor haga. La efectividad de este paso depende de muchas cosas que tiene que hacer el manipulador. Depende de la forma en la que transforma la mente del interlocutor del pensamiento crítico a la imaginación, y el tipo de afirmaciones que utilice para convencer a la persona lo suficiente para realizar la tarea que le es asignada.

Esta técnica puede ser utilizada por vendedores, hombres de negocios, terapeutas y más. Se usa esencialmente para lograr resultados positivos de parte del interlocutor, pero a veces puede ser usado para mal por gente cruel que ha dominado este arte.

· · ·

Ahora que sabes el proceso, debes tener cuidado de a quién le haces caso, ya que está bien escuchar a tu terapeuta, por ejemplo, pero no sería buena idea escuchar a un o una cazafortunas.

Considera que la manipulación puede tener fines positivos si es para ayudar a la otra persona o si hay un verdadero beneficio mutuo. Así pues, es una actividad interesante que se puede aprender para ayudar a otros, quizás para mejorar las relaciones personales o en asuntos de trabajo. Si crees que eso suena bien, también considera que a ti no te gustaría que te manipularan.

La conclusión y la idea más importante es que todas las técnicas de manipulación oculta no son éticamente correctas. Quizás te parezca tentador usar técnicas de persuasión oculta cuando sea para obtener un beneficio propio, pero si a nosotros no nos gusta la idea de que alguien nos manipule en secreto, sin que lo sepamos, entonces no tenemos por qué hacerlo con los demás. La regla de oro es tratar a los demás como quieres que te traten a ti.

Si empezaste a leer este libro porque querías aprender sobre estas técnicas para asegurarte de que nadie pudiera usarlas en tu contra, deja que te ahorre la mala experiencia porque yo ya la viví y quiero evitar que caigas en la tentación. Algunas técnicas de manipulación de ven relativamente benignas, otras son plenamente manipuladoras a primera vista. Es muy tentador querer poner a prueba estas técnicas de persuasión para el beneficio propio, tal vez en una entrevista de trabajo o en una discusión con tu pareja. Pero piénsalo bien, considera si es honesto y éticamente correcto. Ser una persona sabia te lleva a pensar "¿Esto es correcto?" antes de actuar. ¿Te gustaría que te manipularan? No. ¿Serías capaz de usar este conocimiento sin abusar de él o usarlo solamente para beneficio personal? Haría falta una fuerza de voluntad inquebrantable.

Incluso si te sientes cómodo con la idea de que alguien te manipula en secreto (lo cual no creo porque precisamente estás leyendo este libro para evitarlo), de todas maneras, eso no significa que sea correcto que lo hagan. Las tácticas de manipulación oculta, incluso aquellas que no son inherentemente perjudiciales para otros, siguen siendo un intento de alterar el libre albedrío de alguien sin que lo sepa, ya sea por beneficio propio o para ajustarse a un objetivo no establecido.

La manipulación oculta significa tener poder sobre alguien, y con ese poder viene la posibilidad de usarlo o abusar de él. Ten mucho cuidado de caer en la tentación.

Hay dos cosas que debes evitar: usar las técnicas de manipulación oculta y que otras personas te manipulen. Si tú no quieres que alguien te quite la libertad de decisión o la libertad de actuar por tu propia cuenta, entonces tampoco tienes por qué hacerlo con los demás.

Ahora ya reconoces los dos pasos de las tácticas de manipulación oculta, puedes estar más atento cuando una persona comience a halagarte, a distraerte con historias y luego a pedirte favores o que hagas algo. Puede ser algo completamente inofensivo, como que te hagan servirles un vaso de agua, pero piénsalo así: ¿no sería mejor que te lo pidieran claramente y que te permitieran decidir y actuar por tu propia cuenta? Si es algo inofensivo y que ayuda a la otra persona, quizás hasta decidas hacerlo con gusto y poner más de tu parte. Si es algo malo no querrás hacerlo y menos si te obligan con manipulación.

Propaganda

La propaganda es una manipulación oculta dirigida a las masas. Algunas técnicas incluyen el uso de la dialéctica (presentando al público opciones premeditadas para lograr manipular el resultado que se quiere lograr), distracción, ingeniería social, ofuscación (trastornar o hacer confusos) de hechos relevantes para sesgar la opinión pública a favor de lo que la propaganda quiere (una táctica muy común en las elecciones políticas), etc.

La propaganda también puede incluir técnicas no verbales. El uso de música patriótica en eventos deportivos y desfiles militares se realiza intencionalmente para desviar la atención de las facultades lógicas de la mente, ya que la música apela a la parte de las emociones en el cerebro. Es decir que la música patriótica es una herramienta emocional muy útil para promover la unión o la identidad compartida en un grupo específico o una nación. Piensa en cómo las personas se unen al cantar el himno nacional durante un partido deportivo internacional en el que juega la selección de su país. Las personas se involucran mucho más porque la música está apelando a sus sentimientos.

Como cualquier otra técnica de manipulación oculta, la propaganda suele no ser ética porque es subversiva, altera el orden natural de tu comportamiento y pensamiento.

Es un intento de evitar la libertad y la voluntad del individuo y del grupo por medios viles o subconscientes, para que no te des cuenta de que pierdes el control de tus pensamientos, elecciones y acciones.

· · ·

Programación neurolingüística

La programación neurolingüística o PNL es un grupo de técnicas popularizadas por la Nueva Era y por movimientos de autoayuda para usarlas en conversaciones, en la mejora de uno mismo y en la modificación del comportamiento. La PNL tiene dos propósitos principales. La puedes usar para entrenar a tu propia mente a superar malos hábitos, a volverse más productiva y cosas por el estilo. No hay ningún problema ético al usar las técnicas de la programación neurolingüística en uno mismo si te resultan útiles y efectivas.

Sin embargo, la programación neurolingüística también sirve como una herramienta muy poderosa de manipulación oculta que puede ser usada en otras personas bajo el aspecto de técnicas de persuasión.

La programación neurolingüística puede incluir el uso deliberado del lenguaje corporal, como la imitación (sutilmente imitar lo que la otra persona está haciendo, como cruzar las piernas cuando ellas lo hacen) para hacer que la otra persona esté de acuerdo contigo o que le agrades, guiar o dirigir conversaciones para tu beneficio, el anclaje (usar palabras específicas para dirigir los procesos de pensamiento de otras personas), esconder sugerencias subconscientes dentro de oraciones o gestos, y tratar de hacer que la otra persona confíe en ti o que haya un entendimiento mutuo con un objetivo para lograr influenciar excesivamente a la persona.

Comprender que la programación neurolingüística es esencial en situaciones donde hay un adversario para que puedas defenderte a ti mismo y reacciona de forma efectiva si alguien usa la PNL en ti. Algunos usuarios de la programación neurolingüística no están contentos con el uso tradicional de las habilidades de debate y de retórica, ya que ellos deben confiar en medios engañosos para lograr establecer un punto. Las defensas en contra de la programación neurolingüística subversiva incluyen señalar de forma asertiva cuando alguien te está interrumpiendo, que no te permiten contestar a una pregunta, cuando cambian de tema o intentan deliberadamente llevar la conversación por otros contextos. Cuando le llamas a alguien la atención sobre su comportamiento deshonesto, ya no tienen la ventaja.

Teniendo esto en cuenta, ahora puedes defenderte de alguien que utilice las técnicas de neurolingüística cuando veas que cambian de tema, cuando te interrumpen constantemente, cuando no te dejan contestar o le intentan dar otro sentido equivocado a tus palabras.

· · ·

En ese momento puedes defenderte y hacer notar que están manipulando tus palabras para su propio beneficio. De este modo, ya no pueden manipularte a ti y, en caso de que haya un público, las otras personas dudarán de lo que dice la otra persona.

Técnicas de los artistas de ligue

Las habilidades de ligue son un conjunto de técnicas populares de manipulación oculta que se basan en elementos de la psicología popular, de la psicología evolucionaría y de la teoría de juego. El objetivo general es evaluar objetivos basándose en sus atributos físicos o en su atractivo sexual, luego utilizan la manipulación oculta para seducir a esa persona o asegurarse de que se vuelva una pareja romántica. Los artistas de ligue utilizan los medios para llegar a un objetivo. El paso final sigue el objetivo personal de cada persona, que puede ser cualquier cosa desde encontrar una buena pareja hasta hacer que una persona aleatoria tenga sexo con el usuario de la manipulación lo más pronto posible.

Las técnicas de los artistas de ligue pueden incluir demostraciones abiertas de confianza o de valoración personal, hacer que alguien confíe rápidamente en uno mismo al crear un buen entendimiento, sutilmente hacer que otra persona se sienta inferior para demostrarle que el manipulador tiene un valor superior, tocará a Alí en para lograr escalar la interacción rápidamente y llegar a un encuentro sexual, alterar la información para hacer que el objetivo piense que tu objetivo no es el sexo cuando sí lo es, etc. Los artistas de ligue incluso pueden mentir descaradamente dependiendo de los motivos de la persona que lo usa.

Mucha de la crítica a los artistas de ligue viene de las feministas que piensan que el arte de ligar es practicado por hombres depredadores que objetifican a la mujer.

Mientras que algunos artistas de ligue ciertamente son depredadores sexuales, es posible que en los problemas de género sean irrelevantes a los problemas éticos inherentes con el arte de liga, ya que vienen incluidos como problemas generales. No se trata de los derechos de los hombres o de las mujeres. Podría decirse que el arte del ligue no es ético cuando cualquier sexo lo usa, aunque es cierto que es mucho más usado por los hombres para ligar mujeres. Cualquier sistema de creencias que apela a la dominación o superioridad de un género sobre otro es inherentemente no ético. Ambos géneros se balancean y se complementan el uno con el otro. La igualdad es el resultado natural de cuando ninguno de los dos sexos intenta dominar agresivamente al otro.

El problema ético con los artistas de ligue comienza con el fracaso de la igualdad. En vez de aproximarse a alguien desde una posición de igualdad o de dignidad humana, el hombre (la mayoría de las veces) se aproxima a las mujeres desde una posición de dominación y con un juicio superficial sobre su valor relativo. Simplemente piensan en lo que pueden obtener de ellas o cómo pueden usar su conocimiento superior en psicología para manipular o influenciar a la mujer sin revelar sus intenciones.

Aunque no sea un depredador sexual que está usando el arte del ligue, la misma práctica incluye imponerse de forma oculta sobre los demás, y para los artistas de ligue menos éticos, significa usar ese poder a expensas de otra persona.

Claro que puede ser difícil conocer parejas potenciales y que hay una gran cantidad de convenciones sociales y superficiales que se supone gobiernan el proceso de cortejo. Eso no cambia el hecho de que ser directo y asertivo sobre los deseos propios es ético y es un buen indicativo del carácter de una persona. Usar métodos deshonestos y ocultos para jugar con otras personas o para engañarlas con un sentido falso de seguridad no es ético. El hecho de que el arte de ligue funcione en nuestros días es una nota triste del estado intelectual y moral de la humanidad actual.

Defenderse en contra de las tácticas de manipulación oculta

La primera defensa en contra de las técnicas de manipulación oculta es, en primer lugar, reconocer que existen y que están relativamente extendidas en la sociedad. No lo digo por ser negativo o cínico con nuestra situación actual, sino que es un comentario realista. No todas las personas son honestas, asertivas o directas, y muchas personas, compañías y gobiernos tienen objetivos ocultos propios que quieren llevar a cabo.

La segunda línea de defensa en contra de la manipulación oculta es estudiar a detalle todos los métodos disponibles, con el objetivo de comprender y reconocerlos si alguna vez llegan a ser usados en tu contra o si llegas a ver que son usados por los medios de comunicación. Deberíamos aprender de todos los temas, incluso de cosas con las que no estamos de acuerdo. Algunos tipos de manipulación oculta, como la propaganda, son más o menos unidireccionales. En este caso no estás interactuando con la fuente de la manipulación, pero todavía puedes reconocer las formas que toma la manipulación.

La comunicación asertiva puede ayudar a defenderte en contra de la programación neurolingüística o de las técnicas del arte del ligue cuando sientas que alguien está cambiando el significado de tu conversación, si intenta persuadirte, si llega a invadir tu espacio personal o te intenta convencer de hacer algo que no quieres. También es una buena idea tener límites personales fuertes que te ayuden a protegerte de los depredadores sexuales y de los manipuladores.

3

Analizando la psicología oscura

LA PSICOLOGÍA oscura propone que toda la humanidad tiene una reserva de intenciones malignas en contra de otras personas que van desde una mínima molestia y pensamientos pasajeros hasta comportamientos completamente psicópatas y pervertidos sin ninguna racionalidad cohesiva. A esto se le llama continuidad oscura, es lo que en la psicología oscura se le llama factor oscuro.

La psicología oscura es un concepto que se ha utilizado por cerca de quince años. Pero es hasta hace poco que finalmente se ha conceptualizado la definición, su filosofía que la psicología de este aspecto de la condición humana.

La psicología oscura incluye todo lo que nos hace ser quiénes somos en relación con nuestro lado oscuro.

Todas las culturas, todas las creencias y toda la humanidad tienen este mal proverbial.

Desde el momento en el que nacemos hasta el momento de nuestra muerte, existe un lado latente dentro de todos nosotros que algunos han llamado malvado y otros han definido como criminal, pervertido y patológico. La psicología oscura presenta una tercera construcción filosófica que considera que estos comportamientos son diferentes de los dogmas religiosos y de las teorías de las ciencias sociales contemporáneas.

La psicología oscura asume que hay personas que cometen estos mismos actos y lo hacen no por poder, dinero, sexo, retribución o por cualquier otro propósito conocido. Simplemente cometen estos horribles hábitos sin un objetivo. Simplemente su fin no justifica los medios. Hay personas que violan o lastiman a los demás por el simple placer de hacerlo. El posible daño a otras personas sin una causa, explicación o propósito es el área que se explora en este libro. La psicología oscura asume que este potencial oscuro es increíblemente complejo incluso más difícil de definir.

La psicología oscura asume que todos tenemos el potencial de conductas depredadoras y que este potencial tiene acceso a nuestros pensamientos, emociones y percepciones. Como podrás leer en este libro, todos tenemos el potencial, pero sólo unos cuantos actúan siguiéndolos.

Todos tenemos pensamientos y emociones de vez en cuando de querer comportarnos de manera violenta o grosera. Todos hemos tenido los pensamientos de querer lastimar seriamente a otros sin piedad. Si eres honesto contigo mismo tendrás que estar de acuerdo con que todos tenemos estos pensamientos y emociones de querer cometer actos malvados. A pesar de tener estos pensamientos y emociones, no nos dejamos llevar y ahí es donde hay una gran diferencia.

Sabiendo esto, nos consideramos como una especie benevolente, uno quisiera creer que no existen estos pensamientos y emociones que llegamos a tener. Por desgracia, todos los tenemos y, por suerte, nunca actuamos siguiéndolos. La psicología oscura postula que hay personas que tienen estos mismos pensamientos, emociones y percepciones, pero que actúan acorde a ellos tanto de forma premeditada como de forma impulsiva. La diferencia obvia es que esas personas actúan siguiendo estos pensamientos, mientras que los demás simplemente tienen pensamientos y emociones pasajeras de hacerlo sin llevarlos a la acción.

. . .

La psicología oscura propone que este estilo depredador tiene un propósito y algo de motivación racional orientada a una meta. La religión, la filosofía, la psicología y otros dogmas han intentado definir de forma convincente la psicología oscura. Es verdad que la mayoría de la conducta humana relacionada con acciones malvadas tiene un propósito y estará orientada a una meta, pero la psicología oscura asume que hay un área en la que el comportamiento con un propósito y las motivaciones orientadas a una meta parece a ser un área borrosa.

Existe una continuidad en la victimización de la psicología oscura que va desde los pensamientos hasta la desviación puramente psicótica sin ninguna racionalidad aparente o un propósito. Esta continuidad, el continuo oscuro, ayuda a conceptualizar la filosofía de la psicología oscura. La psicología oscura se encarga de esa parte de la psique humana o condición humana universal que permite e incluso impulsa la conducta depredadora.

Algunas características de esta tendencia de comportamiento son, en la mayoría de los casos, su falta evidente y de motivación racional, su universalidad y su falta de predictibilidad. La psicología oscura asume que esta condición humana universal es diferente o es una extensión de la evolución.

. . .

Veamos unos cuantos principios básicos de la evolución.

Primero, consideremos que evolucionamos de otros animales y que, en el presente, somos la cúspide de toda la vida animal. Nuestro lóbulo frontal nos ha permitido volvernos la criatura superior. Ahora, vamos a asumir que ser la criatura superior no nos hace completamente libres de nuestros instintos animales y naturaleza depredadora.

Si asumimos que esto es verdad al apegarnos a la teoría de la evolución, entonces puedes creer que toda tu conducta se relaciona con los tres instintos primarios: sexo, agresión y el impulso instintivo de supervivencia. La evolución sigue los principios de supervivencia del más apto y la replicación de las especies. Nosotros y todas las demás formas de vida se comportan de cierta forma para procrear y sobrevivir. La agresión ocurre con los propósitos de marcar nuestro territorio, proteger nuestro territorio y, en última instancia, ganar el derecho a procrear.

Suena racional, pero, en el sentido estricto, ya no es parte de la condición humana.

La psicología oscura asume que este lado oscuro también es impredecible.

Es imposible de predecir en el entendimiento de quién actúa con base en estos impulsos peligrosos, y es incluso más impredecible saber hasta dónde puede llegar alguien con el sentido de la compasión completamente anulado. Hay personas que violan, asesinan, torturan y abusan sin ninguna causa o propósito. La psicología oscura habla de estas acciones de comportarse como un depredador que busca presas humanas sin definir claramente sus propósitos. Como humanos, somos increíblemente peligrosos para nosotros mismos y para todas las otras criaturas vivientes. Las razones son muchas y muy variadas y la psicología oscura e intenta explorar esos elementos oscuros.

Entre más personas puedan conocer la psicología oscura, más preparadas estarán para reducir las posibilidades de ser una víctima de un depredador humano. Antes de continuar, es importante tener, aunque sea, una mínima comprensión de la psicología oscura. Conforme continúes con este libro ampliando tu conocimiento del tema, vamos a entrar en detalles sobre los conceptos más importantes. A continuación, existen seis principios necesarios para comprender completamente la psicología oscura y son los siguientes:

1. La psicología oscura es una parte universal de la condición humana. Este constructo ha

tenido influencia a lo largo de toda la historia. Todas las culturas, sociedades y personas que viven en ellas mantienen esta faceta de la condición humana. Las personas más benevolentes saben que tienen esta parte de maldad, pero nunca actúan acorde a ella y tienen pensamientos y sentimientos violentos con menos frecuencia que los demás.

2. La psicología oscura es el estudio de la condición humana que se relaciona con los pensamientos, sentimientos y percepciones relacionadas con este potencial innato de ser un depredador sobre los demás sin tener una razón clara y definida. Ya que todos los comportamientos tienen un propósito, están orientados a una meta y están conceptualizados por medio de una manera de actuar, la psicología oscura hace notar la noción actual de que la persona puede tener un agujero negro de pura maldad, y es menos probable que esa persona tenga un propósito o motivación. Sin embargo, no creo que la pura maldad sea algo factible, ya que es infinita, aunque la psicología oscura asume que hay personas que se acercan a ella.

3. Debido a su potencial para ser malinterpretado como una desagradable psicopatía, la psicología oscura puede ser

pasada por alto en su forma latente. La historia está llena de ejemplos de esta tendencia latente de mostrarse a sí misma como comportamientos activos y destructivos. La psiquiatría y la psicología moderna tienen al psicópata como un depredador que no tiene remordimientos de sus acciones. La psicología oscura propone que hay un continuo de severidad que va desde los pensamientos y emociones de violencia hasta la severa victimización y violencia sin una motivación o propósito razonable.

4. En esta continuidad, la severidad de la psicología oscura no es considerada menos o más malvada que el comportamiento de victimización, pero traza un rango de inhumanidad. Una simple ilustración sería comparar a Ted Bundy con Jeffrey Dahmer. Ambos fueron severos psicópatas y sus acciones fueron terribles. La diferencia es que Dahmer cometió en esos horribles asesinatos por su necesidad delirante de compañía, mientras que Bundy asesinaba e infligía dolor de forma sádica por la simple maldad psicópata. Ambos estarían muy altos en el continuo oscuro, pero uno de ellos, Dahmer, puede ser entendido de mejor manera por su necesidad desesperadamente psicótica de ser amado.

5. La psicología oscura asume que todas las personas tienen el potencial para ser violentas. Este potencial es innato en todos los humanos y varios factores internos y externos incrementan la probabilidad de que este potencial se manifieste en comportamientos impredecibles. Estos comportamientos son depredadores en su naturaleza y, a veces, pueden funcionar sin una razón. La psicología oscura asume que la dinámica depredador-presa se vuelve distorsionada por los humanos y pierde todas sus motivaciones, a pesar de que es algo innato porque somos parte de los organismos vivos de este planeta. La psicología oscura solamente es un fenómeno humano que no se comparte con ninguna otra criatura viva. La violencia y el caos pueden existir en otros organismos vivos, pero la humanidad es la única especie que tiene el potencial de hacerlo sin un propósito.

6. Un entendimiento de las causas y detonantes subyacentes de la psicología oscura ayudaría a la sociedad a reconocer de mejor manera, a diagnosticar y posiblemente a reducir los peligros inherentes de su influencia. Aprender los conceptos de la psicología oscura sirve a una función dos veces beneficiosa. Aceptar que todos tenemos el potencial de ser malvados le permite a las personas con este

conocimiento reducir la probabilidad de su manifestación. En segundo lugar, comprender los principios de la psicología oscura encaja con nuestro propósito evolutivo original de arreglárnoslas para sobrevivir.

4

Manipulación

EL RECONOCIDO crítico y lingüista del MIT, Noam Chomsky, una de las voces clásicas del desacuerdo intelectual de la última década, ha recopilado una lista de las diez estrategias más comunes y efectivas que utilizan las agendas "ocultas" para establecer la manipulación de la población a través de los medios masivos de comunicación.

Históricamente, los medios han demostrado ser muy eficientes para moldear la opinión pública. Gracias a toda la parafernalia de los medios y de la propaganda se han creado o destruido movimientos sociales, guerras justificadas, se han atenuado crisis financieras, se han alentado otras corrientes ideológicas e incluso se ha dado el fenómeno de los medios masivos como creadores de la realidad dentro de la psique colectiva.

La manipulación de los medios es parte de nuestra vida diaria. Cada evento es presentado por los medios de la manera que es conveniente para cada uno de ellos. El concepto erróneo de la realidad creada por los medios en la audiencia puede llevar a un juicio y comportamiento erróneos en los humanos. Los medios no solamente tienen un rol social, sino que también son herramientas para controlar el sentir colectivo. La manipulación de los medios de comunicación consiste en la manera en la que las noticias son presentadas y depende de cómo las personas comprenden un proceso y cómo reaccionan al mismo. Así pues, podemos decir que los medios tienen un rol social en distintos grados. Pueden hablar de ciertos problemas y guardar silencio respecto a otros. Esto es exactamente lo que los vuelve un nuevo tipo de poder.

En países autoritarios y cerrados, el objetivo de los medios es persuadir a la audiencia de que deben aceptar incondicionalmente todas las acciones políticas y sociales del gobierno. Así es como se vuelven una parte del cuerpo de poder del país. Mientras tanto, en las sociedades abiertas y democráticas, los medios son un intermediario entre las autoridades y la gente (o eso deberían ser). Deberían proporcionar un flujo de información de dos vías, de las instituciones a la sociedad y viceversa. La competencia entre los medios masivos lleva a la diferenciación de las noticias y de la información, también llamado manipulación de los medios.

Pero ¿cómo podemos detectar las estrategias más comunes para comprender estas herramientas psicosociales en las cuales, seguramente, participamos y que así podamos hacerles frente? Por fortuna, Chomsky ha tenido la tarea de sintetizar y exponer estas prácticas, algunas más obvias y más sofisticadas, pero aparentemente igual de efectivas y, desde cierto punto de vista, degradantes.

Alentar la estupidez, promover la sensación de culpa, promover la distracción o construir problemas artificiales y luego, mágicamente, resolverlos son algunas de estas prácticas. Estas son estrategias para manipular a toda la población.

Quizás sea prudente mencionar que otro autor en estos temas es Sylvain Timsit, además de Noam Chomsky, y está la revista francesa *Les Cahiers Psychologie*.

Ya sea que estas estrategias son o no son originalmente con intenciones satíricas no es relevante en este momento. Es más importante que las estrategias sean relativamente sencillas, plausibles y observables empíricamente, con un poco de distanciamiento. Aquellas personas pueden estar de acuerdo que no se debe confiar en los medios populares con su selección fragmentada de temas y su bombardeo de información limitada.

Quien sea que haga esto y ve al mundo desde una perspectiva de un pluralismo liberal, según el cual no hay un centro de poder, no hay elites y no hay un gobierno en la sociedad, sino que hay diferentes grupos de actores que ejercen su influencia en una manera balanceada, de alguna forma, para que esas ideas prevalezcan y que correspondan a los intereses fundamentales de la mayoría, la persona que crea esto probablemente rechazará la lista mencionada.

Dirigir la atención

Un elemento esencial del control social es la estrategia de la distracción, la cual tiene como objetivo desviar la atención del público de los problemas y cambios importantes decididos por las élites políticas y económicas. Por medio de la técnica de inundación o bombardeo, la mente se vuelve más dócil y menos crítica por las constantes distracciones y la información trivial. La estrategia de la distracción también es esencial para prevenir el interés masivo en la ciencia, en la economía, en la psicología, en la neurobiología y en la cibernética.

La palabra clave en este caso es "insignificante".

· · ·

La atención es un recurso bastante limitado. Si una sociedad democrática debe estar organizada para que relativamente pocos obtengan los beneficios mientras que la mayoría sólo observan, la mayoría debe estar ocupada con ciertas cosas para que no se involucren ni estorben en los intereses particulares. Ese estado de distracción ha sido utilizado desde la república romana atestiguada por el poeta Juvenal, y lo llamó "pan y circo".

Cualquier persona que respete la elección de temas en la televisión, radio, periódicos y conversaciones de sus colegas, debería cuestionarse la relevancia de ciertos temas en la vida de uno mismo o en la vida de las personas a su alrededor, al enfocarse en las condiciones existentes de felicidad a largo plazo y luego examinar cómo la relación del tiempo de empleo o el gasto de atención es relevante para la vida y cómo puede mostrar un tipo de involucramiento en las cosas.

Para hacer que ciertos temas sean populares, hay ofertas especiales en los supermercados, se publican los resultados de tus equipos favoritos, se hablan de los romances de los famosos, se nombran las curiosidades del niño de la colonia, se discuten las ventajas de la margarina baja en grasa comparada con la margarina normal, y cosas por el estilo.

. . .

En cambio, no se habla de la violación de los derechos civiles, la tortura y la amenaza de los asesinatos en masa, de las guerras secretas a lo largo de occidente, de la guerra continua, del racismo y de la precariedad de la vida normal, así como de las falsificaciones de las causas de la guerra y el fomento de las crisis a través de las ideologías de guerra y más cosas por el estilo.

El ciclo forzado de problema, reacción y solución

A este método también se le conoce como "problema-reacción-solución". Se trata de crear un problema, una situación para causar alguna reacción en la audiencia para que ésta se vuelva la norma de las medidas que deberías aceptar. Por ejemplo: intensificar violencia urbana u organizar ataques violentos y sangrientos para que el público se vuelva más receptivo con las leyes y políticas que son perjudiciales para su libertad. Otro ejemplo: crear una crisis económica para que el público acepte la anulación de los derechos sociales y la disolución de los servicios públicos como un mal necesario.

Cuando los problemas sociales son creados (siguiendo un plan) para provocar una necesidad específica de orientación en la población, eso hace posible que desde el inicio haya una solución en la dirección ideológica deseada.

Esto es un crimen serio, en especial cuando las condiciones de vida de las personas se deterioran.

Los defensores del neoliberalismo son muy hábiles como se ha demostrado en el ejemplo de la financiación del estado. El país estadounidense estaba cada vez peor cuando la deuda pública se elevó hasta los cielos y se produjo el miedo necesario, claro, con ayuda de los medios de comunicación y los cabildos de negocios que llevaron a cabo soluciones falsas en la forma de frenos para la deuda. Por último, esto llevó a los problemas consecuentes (financiamientos en cuello de botella, estancamiento financiero, mayor aumento de la deuda estatal) que revitalizaron el viejo y familiar concepto de privatización como una solución subsecuente. Rápidamente se expandió la influencia de la privatización para una concentración masiva de capital privado.

Esto significa la privatización, la desregulación y cortar los gastos del estado. La resistencia en contra de los recortes del país en cuanto a los gastos viene de la burocracia y de los receptores de los subsidios. Por lo tanto, la emancipación o la reducción probablemente debía empezar en la parte de los impuestos con el recorte de impuestos para apoyar la orden de vaciar el Tesoro.

· · ·

Esto permite que el déficit del país se eleve como ha demostrado la experiencia. Este tipo de estrategia se puede observar en la actual crisis europea. Por medio de los recortes sociales, los colapsos económicos son forzados a provocar desempleos masivos. El sistema colectivo de negociación fomenta el recorte de presupuestos, lo cual lleva a problemas en las propuestas.

Cualquiera que vea la ventaja de la información de las élites sobre sus poblaciones afectadas, en particular cuando los medios masivos actúan como la cuarta rama de poder bajo la escasez de recursos, como factores de la conexión de capital y bajo una mentalidad no anónima, no se necesita mucha imaginación para reconocer qué tan fácil pueden intensificarse y explotarse las crisis, las catástrofes y otros problemas en muchas áreas.

Gradación de cambios

Para hacer que una medida inaceptable sea aceptable, se aplica suficiente presión de forma gradual, gota a gota, por unos cuantos años consecutivos. Es de esta manera en que las condiciones socioeconómicas nuevas y radicales fueron impuestas durante los años ochentas y noventas.

· · ·

La privatización, la inseguridad, las mínimas condiciones, la flexibilidad, el desempleo masivo, los salarios que no aseguraban ingresos decentes, muchos cambios que hubieran llevado a una revolución si se hubieran aplicado todos al mismo tiempo.

Como es obvio con la luz, la presión y el ruido, la percepción de los procesos políticos de cambio también depende de la gradación. La economización de las áreas de la vida no puede ser aplicada en la crisis de un día para otro.

Más bien debe ser implementadas culturalmente a lo largo de generaciones por medio de instituciones influyentes si el costo beneficio, el mercado y el modelo de administración debe volverse el principio social omnipresente. Estas técnicas también se aplican a menor escala.

En el caso de cortes planeados en la escuela y en el área universitaria, una publicación de la Organización para la Cooperación y el Desarrollo Económicos recomienda mantener los subsidios estatales constantes y no reducirlos por el riesgo de protestas de grupos políticos que están al acecho.

Posponer los cambios

Otra forma de aceptar una decisión impopular es presentarla como "dolorosa y necesaria" para ganarse la aceptación del público en el momento. Es mucho más fácil aceptar un sacrificio futuro que un sacrificio inmediato. Primero que nada, se debe a que las medidas no se usan de forma inmediata, y en segundo lugar porque el público, las masas, siempre tienen la tendencia a esperar ingenuamente que "todo estará mejor el día de mañana" y que el sacrificio requerido podría ser evitado. Esto le da más tiempo al público para acostumbrarse a la idea del cambio y aceptarlo sin resignación cuando llegue el momento.

Si se planea en la agenda gubernamental el deterioro de las condiciones de vida para una gran parte de la población, las supuestas razones para esto deberían ser publicadas de forma temprana. Mientras el problema creado todavía no sea tan grave, la sociedad civil tendrá poca motivación para examinar las afirmaciones hechas por el gobierno. Cuando es grave, al problema creado se le da la apariencia de un hecho o familiar. En Alemania, el cambio demográfico y la competencia global fueron puestos a la vista del público para que los recortes de sueldos, de pensión y los cortes sociales fueran vistos como "dolorosos", pero como necesidades modernas en los tiempos de la bancarrota neoliberal permanente.

. . .

Comunicarlo en lenguaje para niños

La mayoría de la publicidad que tiene como objetivo el público general usa un discurso, argumentos y personajes con entonación especialmente infantil, que suelen apuntar a la fragilidad, como si el televidente fuera una criatura muy joven poder mentalidad infantil. Entre más se trate de engañar al televidente, más se adopta el tono infantil. La razón es que si una persona se dirige a otra como si tuviera doce años de edad o menos, entonces, debido a la calidad sugestiva, las otras personas tienden a responder o reaccionar sin mucha reflexión, probablemente, al igual que lo haría un niño de doce años o más joven.

Para anunciar temas poco placenteros, se utilizan mensajes vagos en los que cualquier cosa puede ser interpretada a partir de lo que se ha dicho. No surge ningún ataque ni crítica seria. Por otra parte, si se le habla directamente a la población, la contraparte colectiva es obligada a tomar el papel infantil por el lenguaje sencillo en un tono simpático, condescendiente o solicito. Desde el inicio, las personas están acostumbradas a corresponder a ciertos modelos a seguir que son activados por incentivos contextuales.

· · ·

En una sociedad bastante conservadora con jerarquías peladas y patrones de conducta establecidos, esta técnica puede tener el éxito deseado en la forma de obediencia sin cuestionamientos y una aceptación confiada que inspira seguridad.

Reemplazar reflexión con emociones

Los manipuladores no quieren activar los lados reflexivos de las personas. Ellos quieren evocar las emociones y llegar al inconsciente de las personas. Por esa razón muchos de estos mensajes están llenos de contenido emocional. El objetivo es causa de cierto cortocircuito en el proceso de pensamiento racional. Se utilizan las emociones para capturar el significado general del mensaje, pero no lo específico. Esta es otra forma en la que se anulan las habilidades de pensamiento crítico de las personas.

"Pensar" es una habilidad reciente en la historia de la evolución. La base del espíritu humano es un centro emocional que lleva al poder del juicio, en cuyas puertas los guardianes del juicio simplemente se rehúsan a funcionar.

. . .

La desigualdad y el desempleo incrementan rápidamente, la competitividad y la rivalidad en la población se vuelven las principales motivaciones de la humanidad y se vuelven normales las entregas de los tanques alemanes a los dictadores para lidiar con las rebeliones.

Promover la ignorancia

Los que tienen el poder se aseguran de que el público sea incapaz de entender las tecnologías y los métodos que se usan para controlar y esclavizar. La calidad de la educación que se le da a las clases sociales más bajas debe ser tan pobre y mediocre como sea posible, para que de esta forma la brecha de ignorancia entre las clases bajas y altas sea imposible de superar por las clases bajas.

La ignorancia puede incluir no saber por no querer saber. Ambas condiciones pueden estar estrechamente relacionadas. No saber puede provocar vergüenza. Las diferentes posibilidades de evitar la vergüenza entonces pueden favorecer no querer saber.

Uno puede permanecer completamente lejos de los medios y de los temas de poder político para tomar el conocimiento lleno de vergüenza que uno no quiere saber o que la persona quiere negar la relevancia y salir del paso con frases como "nada va a cambiar de todas maneras", "no se puede hacer nada al respecto" o "así es como funciona el mundo". Todas estas frases funcionan como cortinas apropiadas para calmar el ambiente, que de otra manera estaría alterado. Estas son patrones de comportamiento humano que se usan para quitarle la ventaja a la mayoría de la población y favorecer al estado y a la autoridad capitalista.

Existe una enorme discrepancia entre el conocimiento y la relevancia del conocimiento o en cuanto a los hechos económicos. ¿Qué es el dinero? ¿Cuál es la función del sueldo y de la productividad dentro de la economía nacional? ¿Cómo lucen las condiciones de distribución y cómo se han desarrollado? ¿Quién posee qué y por qué? ¿Por qué hay desempleo masivo y cómo afecta al orden o al balance de poder dentro de la sociedad?

Es bastante raro que estas preguntas no se discutan en la escuela o en la televisión comercial, o que sólo se traten de forma no controversial, aunque las ideas ligadas a ellas siempre tienen la última tarea de justificar los cambios incisivos del rango macro social. Se escuchan frases como "eso cuesta empleos", "no podemos seguir pagando este estado social", "se necesitan reformas estructurales" y "se debe aumentar la competitividad".

Un conocimiento comprensivo sería una necesidad democrática en este caso (al menos si la democracia no estuviera restringida a ser un acto de motor ciego en las elecciones). Sin embargo, la ignorancia sistemática de las personas es promovida por el cabildo de las empresas privadas, por medio del lavado de cerebros en los medios de comunicación, por medio de un incremento en la concentración de trabajo, por la competencia en los sueldos o con la ansiedad por el estrato social; todas las cuales reducen el enfoque al contexto más próximo.

Propagando la mediocridad

La mayoría de las modas y tendencias no vienen de la nada. Casi siempre hay alguien que las pone a funcionar y las promueve. Eso lo hacen para crear gustos, intereses y opiniones homogéneas. Los medios de comunicación constantemente promueven ciertas modas y tendencias.

La mayoría de ellas tienen que ver con estilos de vida frívolos, innecesarios e incluso ridículos. Convencen a las personas de que actuar de esta manera es lo que tiene estilo.

· · ·

La realidad estandarizada consiste en trabajar, consumir, sacar provecho de las posibilidades de entretenimiento masivo y ser honesto en las pequeñas cosas. Las personas aceptan la realidad estandarizada y, complacidas, la pasan a sus seres queridos.

Darle resistencia a la mala conciencia

Si se hace que la persona crea que él o ella es el culpable de su propia desgracia, se logra que dude de su propia inteligencia, de sus habilidades o de sus esfuerzos. Así que, en vez de rebelarse en contra del sistema económico, el individuo se devalúa y se culpa a sí mismo, lo cual genera un estado depresivo, cuyo propósito es paralizar la acción, y sin acción, no hay revolución.

En cierto libro, Stephan Hessel, el conocido luchador de la resistencia y coautor de la declaración de los derechos humanos, instó a que la gente se indignara. Él criticaba la discriminación, criticada las condiciones antisociales y concentradas en el poder de nuestros tiempos que amenazaban radicalmente la civilización, y también exigía un estándar de vida comprometido e informado que usara la desobediencia civil.

. . .

Para sabotear los presupuestos de este tipo de actitud, a las personas se les debe dar una mala conciencia que los paralice para mantener las condiciones adecuadas según la perspectiva de las élites funcionales. Se les dice que son inadecuadas e incluso que toda su naturaleza humana es mala. La persona es egoísta, avariciosa y floja. La persona que no cree esas cosas de rebeldes es una "buena persona".

Este mensaje implícito se puede escuchar en el variado entretenimiento televisivo, resuena en los eslóganes como "hemos vivido más allá de nuestros recursos financieros" o devaluando y castigando los entornos de vida creados por medio del sistema social que fue acompañado por un público inconforme con las desigualdades y desventajas sociales.

La atmósfera producida con esto desmoraliza una gran parte de la población, ya que provoca la aversión general en contra de aquellas personas que están obligadas a permanecer en su estado social (al igual que todos los demás), en vez de dirigir su aversión en contra de los verdaderos agentes colectivos que provocan el sufrimiento. Esta atmósfera trae consigo la solidaridad de que todos son llamados a esta mala conciencia y se les insta a retirarse a un entorno cercano para que puedan ser confiables y estar listos para tener éxito.

Conocer más sobre otras personas que lo que saben de ellos mismos

En las últimas décadas, la ciencia nos ha dado acceso al conocimiento sobre la biología humana y la psicología.

Este conocimiento todavía no está disponible para la mayoría de las personas. Sólo una pequeña parte de la información llega a todo el mundo. Mientras tanto, las élites tienen toda esta información y la usan como les place. Una vez más, podemos ver cómo la ignorancia hace más fácil que los poderosos puedan tener el control de la sociedad. El objetivo de estas estrategias del control mediático es hacer que el mundo sea de la forma que la mayoría de los poderosos quieren que sea. Esas personas bloquean las habilidades de pensamiento crítico de todos, así como también bloquean su libertad. No obstante, es nuestra responsabilidad dejar de esperar pasivamente a que nos controlen. Debemos poner resistencia y pelear por nuestra libertad tanto como podemos. Hay que recordar que esta es una forma de manipulación oculta de la peor clase.

Mientras que toda clase de bombardeo mediático diario y atractores de atención comercial mantienen a la población en la ignorancia y distraídos de las condiciones sociales, aquellos que tienen mucho que perder y recursos extensos, no hacen nada para prevenirlo. Esto reafirma el dicho "el conocimiento es poder".

Pero ahora tú ya tienes la información sobre los métodos de manipulación, así que depende de ti dejarte llevar o darte cuenta de la realidad y actuar al respecto.

Por ejemplo, el conjunto de expertos que proporcionan consejos e ideas sobre asuntos políticos o económicos específicos funcionan como instituciones que reciben millones de parte de los intereses capitales poderosos y producen conocimiento dominante por medio de estudios que se adecuan a las élites funcionales y a quienes toman las decisiones.

Si uno mira al mundo como una red casual en la que están relacionadas una variedad infinita de causas y efectos entre todas en planos muy diferentes, entonces las instituciones con una enorme cantidad de recursos serían las que producen un increíble conocimiento que interviene en el plano social por medio de mucha documentación y análisis estadísticos (macrodatos y minería de datos), no por medio de teorías académicas radicales. Esto sirve para su manipulación suave disponible para toda la población, para que puedan inmunizarse.

Ahora tienes este conocimiento sobre los métodos de manipulación que llegan a los niveles políticos, económicos y sociales. Tienes que adoptar la costumbre de tener un pensamiento crítico reflexivo y no creer todo lo que escuchas. Claro que es mucho más fácil dejarse llevar por lo cómodo y lo fácil, pero eso significa dejarse manipular. Cuando se plantea en este círculo tan amplio, nacional o internacional, a comparación del círculo próximo personal, es mucho más complicado darse cuenta de la manipulación y evitarla, ya ni se diga actuar en su contra. No obstante, como habrás podido leer, el principal objetivo de esta manipulación es mantener a la gente en la ignorancia y la inactividad, así que tu respuesta defensiva sería informarte, investigar y no dejarte llevar. Piensa si eso es lo que en verdad quieres en tu vida y si estás dispuesto a no dejarte manipular.

5

Hipnosis

Autohipnosis

En el mundo actual que siempre está cambiando, a veces necesitamos ayuda para deshacernos de algunos hábitos o para calmar nuestros miedos. Podemos acudir a los métodos tradicionales: médicos, agencias gubernamentales y a medicamentos sin receta. Podemos hablar con terapeutas y psicólogos. Incluso podemos hacerlo nosotros solos. Sin embargo, a veces, cuando parece que nada de lo que hacemos ayuda a nuestra situación, necesitamos un poco de ayuda que es fuera de lo normal. Es momento de considerar la autohipnosis. Puede funcionar cuando todos los otros métodos han fracasado.

La autohipnosis es una variante de la hipnosis.

Simplemente se remplaza al hipnoterapeuta u otro individuo calificado con el sujeto/cliente. En otras palabras, el hipnotista también es el cliente. La autohipnosis, como la hipnosis, es una herramienta para el autodescubrimiento y la autoconsciencia. Es un medio por el cual cualquiera puede acceder a tu mente subconsciente. Se realiza de forma deliberada con la intención de alterar el patrón actual de pensamientos que tiene el subconsciente.

Al hacerlo, comienzas a establecer las bases para un cambio.

El propósito de la autohipnosis varía de acuerdo con las necesidades del individuo. El funcionamiento básico de esta técnica es ayudar a un individuo a alcanzar lo más profundo de su subconsciente. Al hacerlo, se le puede volver a entrenar para aceptar y reflejar lo que se quiere lograr. Algunos de los propósitos más comunes de la autohipnosis son:

- Dejar de fumar.
- Ayudarte a seguir una dieta.
- Mejorar tu imagen propia general.
- Ayudarte a superar cualquier miedo.
- Para dejar de hacer ciertas cosas, como la procrastinación.
- Ayudarte a controlar tus fobias.

- Ayudarte a mejorar tu memoria.

Hipnosis teatral

La hipnosis teatral no es hipnoterapia. Más bien, la hipnosis teatral es la aplicación de la hipnosis con el propósito de entretener a un público. En estos espectáculos, es el arte del hipnotista convencer a la audiencia que la hipnosis es un poder mágico y misterioso. Entre más grande sea la magia y el misterio, será mejor el espectáculo. Es importante saber que lo que ve la audiencia no es una demostración mágica y pura de poderes hipnóticos. Como un buen espectáculo de magia, hay muchas más cosas en juego de las que estás viendo y de las que te dicen.

Un factor importante que no suele ser revelado es el poder de los sujetos en el escenario cumpliendo las órdenes, no tanto por la hipnosis, sino por el fenómeno llamado expectativa de grupo o de multitud. Los psicólogos saben que es mucho más fácil predecir, influenciar y determinar el comportamiento de la conducta de un individuo cuando el individuo está en una multitud o en un grupo numeroso de personas.

. . .

Existe un fuerte poder llamado conformidad de escenario que aumenta enormemente los aparentes poderes mágicos del hipnotista en el escenario. Por medio de la conformidad de escenario, el sujeto en el escenario accede a seguir las indicaciones del hipnotista, no por la hipnosis, sino porque no quiere defraudar a la audiencia. La persona o personas en el escenario siguen las instrucciones del hipnotista hasta límites increíbles, sin embargo, no lo hacen porque estén hipnotizados y que no tengan opción. No importa si terminan haciendo cosas vergonzosas, como ladrar como un perro; ese no es el punto. Entre mejor y más fuerte sea el ladrido, más extraño será, la hipnosis más va a parecer control mental, y, entonces, será mejor actor o artista. A la audiencia le gustará, aprobará y los aceptará más conforme más sigan el juego, en vez de resistirse a las instrucciones del artista. La conformidad de escenario en verdad puede tener un efecto más fuerte que el efecto de la hipnosis. Si alguna vez has estado en un escenario, quizás fuiste testigo de esto.

¿Entiendes a donde quiero llegar? Es muy fácil sucumbir a la manipulación cuando estás en un grupo numeroso. Se puede decir que pierdes tu individualidad, tu pensamiento individual y la capacidad de actuar según tus principios y decisiones.

. . .

La hipnosis sí juega un papel en el espectáculo, pero sólo hasta cierto punto. En los espectáculos, la hipnosis sirve para ayudar a que la mente se concentre. Al usar la hipnosis para concentrar y liberar la mente hace que la multitud deje de lado sus pensamientos conscientes o aleatorios. Una vez más, una mente concentrada y libre es una cosa muy poderosa. Esto, combinado con la conformidad del escenario o teatral, hace que el trabajo del hipnotista no sea tan difícil. Te darás cuenta de que son capaces de concentrar mucha de su energía simplemente en entretener y animar el espectáculo. Entre más puedan convencer a la audiencia de que la hipnosis es control mental, será más interesante el espectáculo. Y eso es lo que se presenta, no lo que en verdad está sucediendo.

La hipnosis es una experiencia muy placentera, relajante y mentalmente refrescante. Es como tomar un descanso mental bastante relajante. Como un sujeto en el escenario, es muy fácil querer seguir el juego con el espectáculo porque sientes que, al no hacerlo, terminará la experiencia placentera de la hipnosis en la que te encuentras. Tu mente se relaja, no está analizando, ni está captando o creando pensamientos aleatorios. Esto no significa que el sujeto está inconsciente, en un coma o que le han arrebatado la mente.

. . .

Estás consciente de lo que sucede a tu alrededor y de los sonidos que te rodean, incluso puede ser que más de lo que estaría una conciencia despierta normal. Tú sabes que si realmente quisieras podrías despertarte en ese momento. Pero, ¿con qué propósito? Si el hipnotista respeta tus límites, no tiene nada de malo seguirle el juego.

Cuando los sujetos se les pide que digan o hagan algo que va en contra de sus creencias morales, éticas o religiosas, simplemente pueden despertarse o no obedecer la orden del hipnotista. Un sujeto no hace nada en la hipnosis de lo que no haría normalmente cuando está despierto, en el mismo contexto he ido situación. Un ejemplo de esto puedes en una situación en el escenario cuando un sujeto comenzó a quitarse la ropa durante el espectáculo, mientras que el otro sujeto llegó hasta donde era socialmente aceptable, pretendiendo desnudarse, pero deteniéndose justo antes de cruzar el estándar social. El mismo hipnotista estaba realmente sorprendido y se dio cuenta de que tenía que detener a la mujer, lo cual hizo. No fue sino hasta después del espectáculo que descubrió que la ocupación de la mujer era ser una stripper.

Muchos hipnoterapeutas no están de acuerdo ni apoyan la hipnosis teatral. Existe una verdadera diferencia entre los hipnotistas de espectáculo y los hipnoterapeutas.

La razón es comprensible, ya que la hipnosis teatral demuestra un trabajo que plantea la hipnosis como un estado de sueño inconsciente que da pie al control mental. Esta es una interpretación equivocada de la hipnosis. Sirve para reforzar la creencia falsa que tiene la sociedad de que la hipnosis es extraña, rara y fuera de lo común, lo que no es cierto. No te quedas dormido, no estás en un coma, tu mente no está siendo controlada.

Los hipnoterapeutas eligen usar la hipnosis como una herramienta para ayudar a que otras personas vivan más felices, más sanas y con una vida más placentera. En contraste, la hipnosis teatral usa la hipnosis como herramienta central en sus espectáculos de entretenimiento. Es muy clara la razón para que exista una diferencia entre ambos.

A pesar de las diferencias obvias entre la hipnosis teatral y la hipnoterapia, el hipnotista de teatro, sin darse cuenta, sirve a un porcentaje de la humanidad por medio de la aplicación de la hipnosis. El espectáculo, junto con las representaciones televisivas, fomentan la creencia colectiva de que la hipnosis es una cosa poderosa y milagrosa de aprovechar el poder de la mente. No hace falta pensar demasiado para unir las piezas. "He intentado todo lo demás, ¿por qué no intentar la hipnosis como último recurso?

Es extraña, no sé cómo funciona (miedo a lo desconocido), pero no importa, tal vez funcione". Esa es la línea de pensamiento que provoca muchas llamadas telefónicas a los hipnoterapeutas enlistados en la guía telefónica.

En un mundo perfecto, se les enseñaría a las personas en la escuela qué es la hipnosis y cómo funciona. Sin embargo, ese no es el mundo actual. Los hipnoterapeutas tienen un trabajo que ha sido excluido en lo que respecta a la educación pública y no se enseña nada sobre la hipnosis. La educación masiva debería ser una meta a largo plazo de la profesión. Irónicamente, no se ve a muchos hipnoterapeutas a cargo de la educación pública.

Muchos panfletos escritos por los mismos hipnoterapeutas tienden a omitir el valor educativo de la hipnosis. Tal vez, muchos hipnoterapeutas prefieren mantener la hipnosis como algo mágico y misterioso debido a que esta cualidad definitivamente puede atraer a más clientela. Condenar la hipnosis teatral directamente es algo bastante arriesgado en este punto.

Los hipnotistas de espectáculo están en una posición privilegiada en la que pueden llegar a miles de personas que acuden a espectáculos.

. . .

Se alienta a los hipnotistas teatrales a que se den cuenta de la gran influencia que tienen y que pueden usarla para informar y educar a las personas en los beneficios de la hipnosis y la hipnoterapia. Quizás, al final del espectáculo, puedan recordarle a la audiencia lo que ha sido demostrado, algo como "La hemos pasado muy bien esta noche. Quiero que cada uno de ustedes sepa que lo que acaban de ver ahí es sólo una hipnosis que concentra su mente en vivir una vida más feliz, más saludable y más satisfactoria".

¿Cómo se diferencia la autohipnosis de la hipnosis teatral?

La hipnosis y la autohipnosis son formas respetadas de terapia. Estas formas de hipnoterapia son usadas para lograr un propósito específico, en el cual sólo participan la persona que desea cambiar o que busca una solución y el terapeuta. El objetivo que establecen el terapeuta y el cliente son individuales y tiene como objetivo tratar una verdadera necesidad. Las sesiones y dos temas son personales, privados y se realizan en un entorno seguro y a salvo. Si usas la autohipnosis, simplemente tienes que saber por qué estás ahí.

En el caso de la hipnosis teatral, la gran diferencia es el escenario. Este es un espectáculo público.

Las personas han pagado para ver qué es lo que el hipnotista/mago puede hacer que otras personas hagan.

El cliente o el auxiliar del escenario no está ahí para lograr alguna meta personal, excepto, tal vez, por unos cuantos minutos de fama. El hipnotista teatral puede ser manipulador incluso aprovecharse para cumplir con sus objetivos. Además, toda la estrategia requiere más que un poco de ilusión e incluso autoengaño.

Tipos de hipnosis

Existen cuatro tipos principales de hipnosis que son usados actualmente en la sociedad para hipnotizar a otra persona o para hipnotizarse a uno mismo. Los cuatro tipos principales de hipnosis son la hipnosis tradicional, la hipnosis Ericksoniana, hipnosis de programación neuro-lingüística y la autohipnosis. Cada tipo de hipnosis varía en cuanto a su uso y práctica. El denominador común principal entre los cuatro tipos de hipnosis es que todos comienzan con alguna clase de inducción hipnótica, cómo la inducción por una mirada fija o contar hacia atrás, para inducir el estado hipnótico.

Hipnosis tradicional

La hipnosis tradicional es la forma más básica de hipnosis y es la más usada, ya que existe la creencia de que cualquiera puede hacerlo con muy pocas instrucciones y entrenamiento. También se cree que la hipnosis tradicional es la forma más fácil a de la hipnosis porque se requieren sugerencias y órdenes simples. Esta es la forma de hipnosis que es ampliamente comercializada con los discos y audios de hipnosis, en conjunto con las grabaciones de hipnosis. Una vez que se encuentra en el estado hipnótico, el método de la hipnosis tradicional conecta con el subconsciente y utiliza la sugestión dirigida y las órdenes para influenciar los comportamientos, pensamientos, emociones y acciones de una persona.

Ejemplos de estas órdenes pueden ser una sugerencia sobre la autoconfianza, o sobre dejar un mal hábito como el alcoholismo o fumar. Ya que la hipnosis tradicional se basa en sugerencias y órdenes, se suele considerar que no es completamente efectiva para las personas que tienen procesos de pensamiento crítico y analíticos. La mente consciente tiene la tendencia a interferir con el proceso de sugestión y órdenes, criticando el mensaje y no permite que sea completamente absorbido por el subconsciente.

La hipnosis tradicional también es la base de la hipnosis teatral, la cual es popular en la cultura de hoy en día entre los fiesteros y los que asisten a los clubs de comedia.

La hipnosis Ericksoniana

La hipnosis Ericksoniana se basa en los principios desarrollados por el Dr. Milton Erickson. Esta forma de hipnosis es particularmente excelente para aquellos que son escépticos de la hipnosis, ya que usa metáforas en vez de sólo usar sugestiones directas. Las metáforas permiten que el cerebro piense de forma creativa y llegar a las conclusiones a las que quizás pudo no haber llegado al usar la forma más unilateral de la hipnosis tradicional.

Las metáforas funcionan al comparar y contrastar dos cosas de una manera más compleja que simples órdenes y sugestiones. También permiten que la mente cartel la idea o un pensamiento de forma más orgánica que una sugerencia directa, razón por la cual los escépticos suelen ser hipnotizados usando este método y no el método tradicional. La hipnosis Ericksoniana usa metáforas isomórficas e intercaladas. Las metáforas isomórficas cuentan una historia que tienen un concepto moral, lo cual hace que la mente inconsciente realice una comparación uno a uno entre la moral de la historia y el problema con el que ya se es familiar (el que se quiere tratar). Las metáforas intercaladas usan órdenes adjuntas que distraen a la mente consciente, permitiendo que la mente inconsciente procese el mensaje de la metáfora.

· · ·

La hipnoterapia Ericksoniana usa más de lo que se llama sugestión indirecta. La sugestión indirecta es mucho más difícil de resistir, porque ni siquiera llegan a ser reconocidas como sugerencias por la mente consciente, ya que suelen disfrazarse de historias o metáforas. Un ejemplo de una sugestión indirecta es "y tal vez tus ojos se sentirán cansados conforme escuchas esta historia, y querrás cerrarlos porque las personas pueden experimentar una sensación de comodidad placentera y profunda conforme te dejan que sus ojos se cierren y se relajan profundamente".

Piensa sobre la siguiente situación: un niño de cinco años de edad carga con mucho cuidado un vaso lleno de leche y lo lleva hasta la mesa. El padre del niño lo previene con una voz severa "¡No lo tires!". El niño mira al padre, se tropieza, tira el vaso y derrama toda la leche. El padre ahora enojado grita "¡Te dije que no tiraras eso! Eres tan torpe. Nunca aprenderás".

No importa qué tan poco intencional sea esa situación, es un ejemplo de hipnosis. La voz poderosamente autoritaria (el padre) ha creado por medio de la sugestión indirecta ("¡No lo tires!") un estado alterado (trance), ha mandado una sugestión directa posthipnótica ("Eres tan torpe. Nunca aprenderás").

· · ·

Es posthipnótica porque, si el niño acepta las sugerencias (y los niños suelen hacerlo), él siempre se verá a sí mismo como torpe. Esa sucesión posthipnótica hecha por el padre puede adherirse al futuro directo del niño, saboteando así el éxito que podría tener.

Hipnosis de programación neurolingüística

La hipnosis de PNL combina la programación neurolingüística con la hipnosis para lograr resultados significativos. La PNL es una forma de psicoterapia que conecta los procesos neurológicos con los patrones de comportamiento, básicamente, conecta lo que hacemos con lo que sentimos. La hipnosis es una forma en la que el subconsciente se comunica directamente, muchas veces evitando la mente consciente; eso significa que la persona hipnotizada se vuelve altamente sugestionable y abierta a instrucciones y modificación de pensamientos.

La hipnosis PNL se usa en conjunto con la autohipnosis para lidiar con problemas como la autoconfianza, autoestima y del bienestar mental en general. También se usa para lidiar con ansiedad y conquistar miedos y fobias.

. . .

Este método de hipnosis es efectivo porque usa el mismo proceso de pensamiento que el que se usa para revertir un miedo o problema o para deshacerse del problema.

Quizás la técnica más común de esta técnica de programación neurolingüística y el anclaje, y probablemente todos la han experimentado hasta cierto punto. ¿Hay una canción que cuando la escuchas te desencadena sentimientos del pasado? Si la respuesta es sí, entonces esta canción se ha vuelto un ancla para esos sentimientos. Con la hipnosis PNL puedes anclar cualquier cosa que quieras a cualquier sentimiento o estado mental que desees. Por ejemplo, puedes anclar la acción de tocar tu oreja con el sentimiento de autoconfianza. En cualquier momento en el que te sientas ansioso sobre algo o experimentes pánico escénico, simplemente puedes tocar tu oreja y acceder a esos sentimientos de autoconfianza y control. Cuando elijas un ancla (por ejemplo, tocar la parte superior de tu oreja derecha) es importante elegir una que sea específica e intermitente (de lo contrario, ocurrida una desensibilización), y eso se queda anclado a un estímulo y a una reacción única (si no, la asociación no ocurrirá).

Una técnica de hipnosis PNL más avanzada es el flash. Se usa para deshacer una respuesta condicionada, en otras palabras, para remover una asociación entre dos comportamientos.

Por ejemplo, muchas personas tienden a fumar un cigarrillo cuando se sienten hambrientos. Con el tiempo, sus mentes asociarán la sensación de hambre con fumar un cigarrillo, y empezarán a desear un cigarro cada vez que se sienten hambrientos. El flash puede ser usado para remover esta asociación.

Otra técnica de hipnosis PNL se llama replanteamiento y se utiliza para cambiar el comportamiento de una persona. El resultado (el objetivo de la persona) es identificado y luego se accede al subconsciente y se hace que sustituya un conjunto de comportamientos con otro. Esto es aceptable para la conciencia, pero será más beneficioso para lograr cumplir la meta que el comportamiento anterior.

El atractivo de la hipnosis PNL es que no necesitas ser experto en todo el arte para obtener beneficios. Incluso si sólo has comprendido un concepto o técnica de la hipnosis PNL, puedes usarlo tú solo para mejorar tu vida.

El anclaje es la técnica más fácil de aprender y sugerimos que intentes primero con esa. La hipnosis PNL se cree que es una de las formas más efectivas de la hipnosis cuando las técnicas se usan por separado o en conjunto.

. . .

La autohipnosis

Como ya hemos dicho, la autohipnosis la realiza uno mismo para lograr un estado profundo de relajación al utilizar cualquiera de los tipos de hipnosis ya mencionados. La autohipnosis permite que la mente se relaje y que llegue a un estado hipnótico sin la ayuda de un hipnotista o un hipnoterapeuta. Entonces, las sugestiones y las órdenes las haces tú mismo o con un audio que te esté guiando en la sección de hipnosis. Actualmente, muchas personas prefieren la autohipnosis en vez de la hipnosis guiada porque no confían en otras personas para dejarles su mente subconsciente frágil e influenciable.

Ahora que conoces todas estas formas de hipnosis, considera si te pueden ser de utilidad para cambiar algunas conductas o para ayudarte a tener más confianza en ti mismo o deshacerte de un miedo o ansiedad. Con este método, tú mismo controlas tu mente, o pides ayuda para que alguien te asista, para tener un cambio favorable en tu mente. No te dejes engañar por los espectáculos de hipnosis, que tienen su propio atractivo, pero que implican una manipulación externa sin ningún resultado favorable.

Mensaje subliminal

Cuando intentas hacer un cambio, pero parece que no obtienes los resultados esperados, existen creencias limitantes que te están bloqueando. Debes eliminar estas creencias e instalar unas nuevas. Este proceso puede ocurrir solamente por medio de la mente subconsciente.

Los mensajes subliminales es la técnica más poderosa, se silla, efectiva y amigable que lidiar directamente con la raíz de todo: la mente subconsciente.

Se han investigado ampliamente los mensajes subliminales y cada vez demuestran ser el mejor método para crear cambios profundos. Este método puede ser realizado por cualquier persona, y su efectividad, resultados y facilidad de uso hacen que sea extremadamente popular y la técnica más estudiada. A partir de una técnica poco conocida usada por la élite, los mensajes subliminales se han extendido entre millones de personas.

Reproducir mensajes subliminales durante el sueño

Los mensajes subliminales durante el sueño pueden ayudarte a crear un gran cambio y a mantenerlo por un largo tiempo.

Con un mínimo esfuerzo, puedes transformar tus 6-8 horas de sueño en un seminario de desarrollo personal. Al exponer tu cerebro a mensajes subliminales, fácilmente puedes invertir un tercio de tu día para mejorar los problemas con los que estás lidiando y programar tu mente subconsciente para deshacerse de los patrones de pensamientos negativos.

Los mensajes subliminales te llevarán más lejos que nunca. Puedes utilizar esta forma de mensajes subliminales como lo hacen las personas más exitosas. Incrementarás constantemente tu confianza mientras lees las noticias del día; puedes desarrollar habilidades sociales espectaculares y aprender a hacer fácilmente nuevos amigos mientras revisas la receta de tu pastel favorito.

Puedes programarte a ti mismo para sentirte feliz cuando revises tu correo, puedes crear paradigmas monetarios positivos mientras revisas tu muro de Facebook.

Sólo necesitas unos cuantos momentos escuchando y empezarás a sentir que el estrés desaparece de tu mente y de tu cuerpo. Te encontrarás a ti mismo inmerso en una sensación profunda de relajación pura y que estás libre de preocupaciones.

· · ·

Además de todos los objetivos maravillosos que puedes lograr al usar los mensajes subliminales, también puedes mejorar tu sueño y levantarte con energías, fresco y rejuvenecido con un espíritu positivo. Puedes encontrar mensajes subliminales que cambiarán tu vida para mejor en varias librerías de audios en línea.

Ver flashes subliminales en la pantalla de computadora

Como ya sabes, los mensajes subliminales pueden ser transmitidos por audios, pero también pueden ser visuales. Los mensajes subliminales visuales aparecerán como flashes rápidos en la pantalla de tu computadora. Al usar este método de mensajes subliminales, solamente tienes que invertir unos cuantos minutos al día. El mensaje subliminal lleva afirmaciones positivas y, al estar expuestos a ellas una y otra de, se creará una nueva red neural en tu cerebro. El significado de todo esto es que puede ser la persona que quieres ser.

Las afirmaciones subliminales se pueden volver tu realidad y finalmente puedes dejar que tú mismo te vuelvas el individuo poderoso que siempre deseaste ser.

. . .

Con esos mensajes subliminales en forma de flashes, fácilmente puedes manifestar esas afirmaciones y hacer que se vuelvan realidad. Es muy fácil establecer estos mensajes subliminales en tu computadora, quizás como protectores de pantalla, o puede buscar tutoriales en línea.

Reproducir mensajes subliminales audibles durante el día

Aunque se recomienda escuchar los mensajes subliminales antes de dormir o durante el sueño, cuando la mente está en un estado más receptivo, hay otras maneras eficientes de usar los mensajes subliminales durante el día.

Es posible que la mente subconsciente absorba los mensajes subliminales y que sea programada mientras estamos despiertos. Durante el día, el cerebro funciona con ondas beta, pero la nueva información todavía puede llegar a la mente subconsciente. La nueva información llega al subconsciente todo el tiempo. La única diferencia es que podemos comunicarnos con la mente subconsciente más fácilmente durante el la producción de ondas alfa y theta. Durante el día, no tenemos que deliberadamente comunicarnos con el subconsciente, simplemente podemos dejar que absorba el mensaje subliminal de forma automática.

Además de los flashes subliminales, otra forma muy efectiva de usar los mensajes subliminales durante el día es reproducir en el fondo meditaciones subliminales en formato audible. Puedes cocinar, limpiar la casa, tomar un baño relajante o ver tu programa de televisión favorito.

En tiempos anteriores, se decía que los medios de comunicación masiva utilizaban los mensajes subliminales para manipular a las personas. Hoy en día es mucho más complicado que realicen algo por el estilo sin que el público se dé cuenta. Los medios masivos de comunicación ahora tienen otros recursos de manipulación más efectivos, como los ya mencionados, y no necesitan recurrir a los mensajes subliminales.

Ahora que conoces todos los beneficios posibles de los mensajes subliminales, puedes utilizar estas técnicas para ayudarte hacerla personal que deseas ser, quizás con mensajes positivos para tener una mejor autoestima, o para ayudarte a superar algún problema. Aprovechar estas técnicas para usar la de forma positiva en tu vida y no te dejes llevar por la manipulación negativa.

6

Persuasión

¿QUÉ ES LA PERSUASIÓN?

Cuando piensas en la persuasión, ¿qué es lo que viene a tu mente? Algunas personas pueden pensar en los mensajes de publicidad que animan al espectador a comprar un producto en particular, mientras que otros pueden pensar en un candidato político tratando de convencer a los votantes para que lo elijan durante las votaciones. La persuasión es una fuerza bastante poderosa en la vida diaria y tiene una gran influencia en la sociedad y en todo, básicamente. La política, las decisiones legales, los medios masivos, las noticias y la publicidad, todas están influenciadas por el poder de la persuasión y, a cambio, nos influencian.

· · ·

A veces nos gusta creer que somos inmunes a la persuasión. Que tenemos la habilidad natural de ver a través del discurso de ventas, que podamos comprender la verdad en una situación y llegar a una conclusión por nuestra cuenta. Esto puede ser verdad en algunos escenarios, pero la persuasión no es solamente un vendedor insistente tratando de venderte un auto o un comercial de televisión tentándote a comparar el más nuevo y el mejor producto.

La persuasión puede ser sutil, y cómo respondemos a tales influencias depende de varios factores.

Cuando pensamos en persuasión, suelen venir a nuestra mente ejemplos negativos en primer lugar, pero la persuasión también puede ser usada como una fuerza positiva.

Las campañas de servicio público que instan a las personas a reciclar o a dejar de fumar son excelentes ejemplos del uso de la persuasión para mejorar la vida de las personas.

Así que, ¿exactamente qué es la persuasión?

. . .

La persuasión puede ser definida como el proceso simbólico en el que las personas que se comunican intentan convencer a otras personas de cambiar su actitud o su comportamiento respecto a una situación, por medio de la transmisión de un mensaje en una atmósfera en la que pueden escoger libremente.

Los elementos claves de esta definición de persuasión son:

- La persuasión es simbólica, utilizar palabras, e imágenes, sonidos, etc.
- Involucra un intento deliberado de influenciar a otras personas.
- Es elemental la autopersuasión. Las personas no son obligadas, más bien son libres de elegir.

Los métodos de transmitir mensajes persuasivos pueden suceder en una gran variedad de formas, incluyendo la verbal y la no verbal, en la televisión, en la radio, en el internet o en la comunicación cara a cara.

¿En qué distingue la persuasión de hoy en día?

Mientras que el arte y la ciencia de la persuasión han sido un tema de interés desde los tiempos de los antiguos griegos, existen diferencias significativas entre las formas en las que ocurre la persuasión hoy en día y cómo ocurría en el pasado. De acuerdo con otras investigaciones, existen cinco formas principales en las que la persuasión moderna se diferencia de la persuasión del pasado:

1. La cantidad de mensajes persuasivos ha incrementado de forma avasallante. Sólo tienes que pensar en la cantidad de publicidad a la que estás expuesto o cada día. De acuerdo con varias fuentes, el número de publicidad a la que está expuesto un adulto promedio cada día va desde los 300 hasta los 3000.

2. La comunicación persuasiva viaja mucho más rápido. La televisión, la radio y el internet han ayudado a extender los mensajes persuasivos bastante rápido.

3. La persuasión es un negocio muy grande. Además de las compañías que están en el negocio simplemente con propósitos persuasivos (como las agencias de publicidad, las compañías de marketing, las empresas de relaciones públicas), muchas otras empresas en negocios utilizan la persuasión para vender sus productos y servicios. La

4. Hay una gran cantidad de publicidad que usa estrategias de persuasión bastante obvias, pero muchos mensajes son muchísimo más sutiles. Por ejemplo, las empresas a veces crean con mucho cuidado una imagen bastante

específica diseñada para que los espectadores vayan a comprar sus productos o servicios para poder obtener el estilo de vida que se ha proyectado en su publicidad.

5. La persuasión actual es mucho más compleja. Los consumidores son más diversos y tienen más opciones, así que los vendedores tienen que ser más astutos en lo que se refiere a seleccionar su medio y mensaje de persuasión.

Persuasión moderna

Se ha discutido bastante si la sociedad occidental prefiere la persuasión incluso más que otras sociedades. Los matrimonios no son arreglados, se deja que las personas utilicen técnicas de persuasión para atraer a una pareja. A diferencia de los países comunistas que controlan el mercado, la creación del gusto del consumidor y sus elecciones quedan en manos de la publicidad. Los argumentos no son establecidos por los líderes de una familia o por autoridades religiosas, sino que son establecidos por los ejércitos de abogados. Los gobernantes no son nacidos de la realeza o elegidos por su habilidad, sino que surgen por medio de uno de los rituales de persuasión más grandes de todos: las campañas electorales. El candidato que tenga tanto la mejor apariencia como el comportamiento persuasivo casi siempre gana.

· · ·

Los antiguos griegos tenían un método de persuasión más directo. Un ciudadano griego podía contratar a un sofista para que le ayudará a aprender a argumentar. Los sofistas eran lectores y escritores itinerantes dedicados al conocimiento, se podría decir que eran los académicos del mundo antiguo. Los sofistas decían que la persuasión era una herramienta útil para descubrir la verdad. Ellos creían que el proceso de la discusión y el debate dejaría expuestas las malas ideas y permitiría que las buenas fueran reveladas. Aún sofista no le importaba particularmente en qué lado del problema estaba argumentando.

De hecho, los sofistas a veces cambiaban de lado a la mitad de un debate. Su objetivo establecido era un argumento razonado que expusiera la verdad. Ellos creían en el mercado libre de buenas ideas.

Eso no suena como nuestro mundo actual. Nosotros confiamos en el uso de las tácticas de persuasión y complicidad mucho más de lo que lo hacían los antiguos.

Pero el enfoque moderno de la persuasión raramente toma la forma de argumentos y debates bien razonados.

· · ·

Las personas persuasivas de la actualidad apelan a las masas por medio de la manipulación de símbolos y de nuestras emociones humanas más básicas para lograr sus cometidos.

Ya que la habilidad de persuadir y de resistir a la persuasión está directamente relacionada con el éxito que uno mismo tiene en la vida, uno creería que esto se enseña en escuela. Uno pensaría que las personas conocerían las técnicas de persuasión tan bien como conocen las letras del alfabeto, o como los diez mandamientos, o cómo realizar RCP. Pero ¿cuántos de nosotros podemos recitar diez principios de la persuasión? ¿Cuántos de nosotros podemos evaluar una situación y escoger la herramienta persuasiva adecuada para la tarea del momento?

¿Cuántos de nosotros somos siquiera consciente de los cientos de veces que cada día somos influenciados por alguien más?

Haz lo siguiente: echa un vistazo a su gabinete de medicinas, a tu alacena o a tu garaje. Cada objeto que ves ahí es un trofeo de guerra, representa la victoria de una compañía sobre su competencia.

. . .

Por alguna razón, o quizás sin razón aparente, te convencieron de intercambiar tu dinero tan difícilmente ganado por su producto. ¿Exactamente cómo hicieron eso?

No te dejes engañar, hay una gran cantidad de accidentes influyentes operando en nuestra sociedad. Prosperan y existen en los pináculos del poder al hacer que tú pienses cosas y que tú hagas cosas que ellos quieren que pienses y hagas.

La mayoría de las personas no son conscientes de estas influencias o, cuando lo están, suelen sobreestimar bastante la cantidad de libertad que tienen para tomar decisiones. Pero el agente de influencias exitoso sabe que, si puede manejar la situación y elegir la técnica correcta, tu respuesta a esta técnica será tan confiable como los resortes de una trampa para ratones.

Métodos de persuasión

La meta final de la persuasión es convencer al objetivo de que internalice el argumento persuasivo y que adopte una nueva actitud como parte de su sistema de creencias principales. A continuación, explicaremos unos cuantos métodos de persuasión altamente efectivos.

Otros métodos implican el uso de recompensas, castigos, habilidad positiva o negativa y muchas otras.

Crear una necesidad

Un método de persuasión involucra crear una necesidad o una atracción a una necesidad ya existente. Este tipo de persuasión apela a las necesidades fundamentales de una persona de refugio, amor, autoestima y actualización. Los publicistas suelen usar esta estrategia para vender sus productos. Considera, por ejemplo, la cantidad de publicidad que sugiere que las personas necesitan comprar un producto en particular para lograr ser felices, estar a salvo, ser amados o ser admirados.

Apelar a las necesidades sociales

Otro método persuasivo bastante efectivo se refiere al deseo de ser popular, prestigioso o similar a los demás. Los comerciales de televisión proporcionan muchos ejemplos de este tipo de persuasión, comerciales en los que se fomenta a los televidentes al comprar ciertos artículos para que puedan ser como todos los demás o como una persona famosa o muy respetada.

. . .

La publicidad televisiva es una gran fuente de exposición a la persuasión considerando que algunas estimaciones dicen que la persona promedio mira la televisión entre 1500 a 2000 horas al año.

Usar palabras o imágenes significativas

La persuasión también suele usar palabras e imágenes con significados profundos. Los publicistas están al tanto del poder de las palabras positivas, razón por la cual muchos comerciales utilizan frases como "nuevo y mejorado" o "totalmente natural".

Comenzar de a poco

Otro método que suele ser efectivo en hacer que las personas accedan con una petición se conoce como la técnica piramidal. Esta estrategia de persuasión significa hacer que una persona acceda a una pequeña petición, como pedirle que compre algo pequeño, y enseguida hacer una petición mucho más grande. Al lograr que la persona acceda al pequeño favor inicial, el vendedor ya ha subido el primer escalón, haciendo que el individuo esté más susceptible a aceptar una petición más grande.

. . .

Por ejemplo, que una vecina te pida que cuides a sus hijos por una hora o dos. Una vez que accedas a esta pequeña petición, ella entonces te pregunta si puedes cuidar a los niños el resto del día.

Ya que has accedido a una pequeña petición, tal vez tengas un sentido de obligación de también acceder a la petición más grande. Este es un gran ejemplo de lo que los psicólogos llaman la regla del compromiso, los publicistas suelen usar esta estrategia para hacer que los consumidores compren productos y servicios.

Empezar grande y luego pasar a lo pequeño

Este método es el opuesto a al anterior. Un vendedor comienza haciendo un pedido muy grande, a veces poco realista. El individuo responde de forma negativa y se rehúsa a algo tan extremo. El vendedor responde al hacer un pedido mucho más pequeño, lo cual suele parecer una conciliación. Las personas suelen sentirse obligadas a responder a estas ofertas. Ya que se han rehusado a la petición inicial, las personas suelen sentirse obligadas a ayudar al vendedor al aceptar la petición pequeña.

Utilizar el poder de la reciprocidad

Cuando las personas te hacen un favor, es probable que sientas y la obligación casi abrumadora de devolver un favor similar. A esto se le conoce como la norma de la reciprocidad, la obligación social de hacer algo por alguien más porque ellos hicieron primero algo por ti. Los mercadólogos pueden utilizar esta tendencia al hacer que parezca que ellos te están haciendo un favor, lo cual incluye productos adicionales o descuentos, lo que entonces obliga a la persona a aceptar la oferta y realizar la compra.

Crear un anclaje para tus negociaciones

La parcialidad anclada es una parcialidad cognitiva sutil que puede tener una influencia poderosa en las negociaciones y en las decisiones. Cuando intentas llegar a una decisión, la primera oferta tiene la tendencia de volverse un punto de anclaje para futuras negociaciones. Así que si estás intentando negociar un aumento de sueldo, si eres la primera persona en sugerir una cifra, especialmente si esa cifra es grande, eso puede ayudar a influenciar las siguientes negociaciones a tu favor. Esa primera cifra se volverá el punto de inicio. Aunque puede ser que no llegues a esa cantidad, empezar con un número alto puede llevar a una oferta más grande por parte de tu jefe.

· · ·

Limitar su disponibilidad

El psicólogo Robert Cialdini propuso seis principios de influencia. Uno de los principios clave es que este psicólogo identificó se conoce como éste haces o limitar la disponibilidad de algo. Esto significa que las cosas se vuelven más atractivas cuando son escasas o limitadas. Es más probable que las personas quieran comprar algo si saben que es el último que hay o que la oferta terminará pronto. Por ejemplo, un artista puede hacer una producción limitada de una obra en particular. Ya que sólo hay unas cuantas reproducciones disponibles a la venta, es probable que las personas quieran comprar una antes de que se acaben.

Debes invertir algo de tu tiempo en darte cuenta de los mensajes persuasivos. Todos los ejemplos anteriores son unas pocas de las tantas técnicas de persuasión descritas por los psicólogos sociales. Guste ejemplos de persuasión en tu vida diaria. Un experimento interesante es ver la televisión durante media hora y darte cuenta de cada vez que haya publicidad persuasiva. Tal vez te sorprenda la enorme cantidad de técnicas persuasivas que se usan en un periodo de tiempo tan breve.

7

Engaño

¿POR QUÉ EL ENGAÑO?

El engaño se refiere al acto (grande o pequeño, cruel o benevolente) de hacer que alguien crea algo que no es verdad. Incluso la persona más honesta utiliza el engaño. Varios estudios demuestran que la persona promedio miente varias veces al día. Algunas de esas mentiras son grandes ("Nunca te he traicionado"), pero, por lo general, son pequeñas mentiras ("Te ves bien con ese vestido") que se dicen para evitar situaciones incómodas o para no hcrir los sentimientos de alguien.

El engaño no siempre es acto abierto y directo.

· · ·

También están las mentiras que se dicen las personas a sí mismas por razones que van desde mantener una autoestima saludable hasta alucinaciones serias que están más allá de su control. Aunque se suele pensar que mentirse a uno mismo es perjudicial, algunos expertos dicen que hay ciertos tipos de autoengaño que pueden tener un efecto positivo en el bienestar general, como creer que uno puede lograr una meta difícil incluso si la evidencia existente dice lo contrario.

Los investigadores han investigado por mucho tiempo las maneras de detectar definitivamente cuando alguien está mintiendo. Una de las más conocidas es la prueba del polígrafo, ésta ha sido controversial por mucho tiempo y de evidencia sugiere que aquellas personas con trastornos psiquiátricos, como el desorden de personalidad antisocial, no pueden ser medidos con precisión por el polígrafo o por otros métodos de detección de mentiras que suelen usarse.

¿Las mentiras tienen un propósito funcional en la vida? A pesar de lo que te digan tus padres, los psicólogos piensan que, en algunas situaciones, decir toda la verdad de hecho puede resultar contraproducente. Y no sólo eso, sino que los investigadores demuestran que mentir es más común de lo que crees.

· · ·

Un estudio conducido por la Dr. Bella DePaulo descubrió que las personas suelen mentir dos veces al día en el medio. Durante toda una semana, la persona promedio dice una mentira a una de cada tres personas con las que habla cara a cara. Te guste o no, hemos creado un mundo en el que decir la verdad no siempre es lo mejor. Las mentiras en verdad pueden hacer más fácil que te relaciones con las personas a tu alrededor, según la evidencia de los resultados de un estudio que demuestra que las personas suelen mentir por el bien de los demás.

En este estudio se descubrió que es bastante común que las personas mientan con el propósito de hacer que otras personas se sientan cómodas. Las mujeres hacen esto o más que los hombres, quienes se descubrió que mienten más para mejorar su propia reputación. De hecho, una conversación entre dos hombres suele incluir ocho veces más una mentira sobre ellos mismos que cualquier otra cosa.

Incluso las personas a las que les dicen pequeñas mentiras blancas se benefician de esas mentiras. Un estudio publicado en abril del 2012 demostró que las personas a las que les mentían luego eran tratadas con más amabilidad y generosidad.

· · ·

No se trata de que no sepamos que estamos mintiendo; lo sabemos y muchas veces nos sentimos lo suficientemente mal como para dejar que después tenga influencia en nuestra conducta futura.

La facilidad con la que podemos engañarnos unos a otros y la prevalencia de las mentiras hacen que la deshonestidad sea un elemento de nuestra sociedad que no debe ser ignorado y que no va a desaparecer pronto. Falta averiguar si la mayoría de las personas que mienten tienen más éxito. Parece que las ganancias personales no son la motivación para la mayoría de las mentiras, y que las mentiras repetitivas ciertamente regresan para atormentarte en tu vida profesional y personal. En vez de esto, la evidencia demuestra lo mucho que mentimos más para ayudar a otras personas y para hacer que todos se lleven bien, y no para que uno mismo tenga la ventaja.

A nadie le gusta que lo engañen, y cuando se descubre a una figura pública mintiendo, se puede volver un gran escándalo. Pero mientras que muchas personas se enorgullecen de su escrupulosa honestidad e intentan distanciarse de los individuos que están más cómodos con las mentiras, la realidad es que todo el mundo miente por una gran variedad de razones.

· · ·

De hecho, algunos expertos sugieren que cierta cantidad de engaño puede ser necesaria para mantener una sociedad saludable y funcional. Este estudio del engaño fue alguna vez el tema de los teólogos y los eticistas (quienes se dedican a la ética) pero, más recientemente, los psicólogos han dirigido su atención a las razones del porqué las personas mienten y las condiciones que hacen que sea más probable que lo hagan.

Estudios de caso

¿Las personas que comen carne son más egoístas que los vegetarianos? ¿Las situaciones caóticas promueven los estereotipos? ¿Nos sentimos más inteligentes cuando nuestros allegados ganan premios? Estas y otras preguntas interesantes han sido investigadas por el estudio del prominente psicólogo holandés Diederik Stapel. Justo quince años después de haber recibido su doctorado con honores en 1997, Stapel había publicado 130 artículos científicos, había recibido el premio de trayectoria académica por parte de la Sociedad de Psicología Social Experimental y se había vuelto el decano de la facultad en su universidad. Sin embargo, en 2011 se empezó a hacer evidente para sus estudiantes que sólo había un problema con su investigación: estaba inventando la información.

. . .

Una investigación hecha por su universidad reveló que Stapel había inventado información para no menos de 55 de sus artículos. Esto llevó a que muchas revistas científicas importantes se retractaran de sus reconocimientos.

Desde entonces, Stapel se ha disculpado públicamente con sus colegas y estudiantes. También publicó sus memorias, en las cuales habla de su descenso personal hasta la mala conducta científica. Compañeros psicólogos han descrito sus memorias como "invaluables y reveladoras", en especial su último capítulo "inesperadamente hermoso", aunque también mencionaron que está repleto de oraciones plagiadas de las obras de Raymond Carver y James Joyce.

¿Cómo pudo suceder que un psicólogo reconocido internacionalmente, un hombre cuyo trabajo fue publicado en el New York Times quedó envuelto en tal red de engaños?

La mayoría de nosotros querríamos suponer la presencia del engaño en el campo científico, como es la psicología, es una casualidad, el trabajo de un solo investigador en los bordes de la disciplina. Sin embargo, la verdadera raíz del problema es muy profunda y está ampliamente extendida.

. . .

El problema llega hasta el núcleo de la psicología contemporánea: el engaño ha sido aceptado por muchos investigadores psicológicos como un mal necesario en la búsqueda de la verdad.

Considera el siguiente caso.

Berta es una estudiante de segundo año en la carrera de psicología en una universidad de investigación de una gran ciudad. Como requisito para su clase de psicología introductoria, ella se ha ofrecido como voluntaria para un estudio que examina la diferencia que se da entre la comunicación que se realiza en línea y la que se realiza en persona. Un par de estudiantes graduados vestidos con batas blancas de laboratorio la conducen hasta un pequeño cubículo, en el que ella lee un breve artículo sobre la historia de la medicina y luego habla de eso con alguien en una sala de chat, persona que le dijeron que era otro estudiante. Ella estuvo sorprendida cuando su compañero de chat expresó incredulidad respecto a los logros de un investigador afroamericano, pero ella no le dio importancia y terminó con su tarea. Después, un tercer estudiante graduado la llevó a un cuarto diferente y le dijo que, de hecho, este era un estudio sobre el racismo contemporáneo. Entonces, Berta recordó que los otros graduados hicieron comentarios casualmente despectivos sobre otro estudiante, que también era afroamericano.

El estudiante del interrogatorio le dio a Berta unos artículos sobre los procedimientos y objetivos del estudio para que los leyera y luego la dejó ir. Al reflexionar sobre la experiencia, Berta sintió decepción y arrepentimiento. ¿Por qué la habían engañado?

Existe algo profundamente problemático sobre usar el engaño para encontrar la verdad. Aun así el engaño ha jugado un papel muy importante, y muchos dirían que integral, en las investigaciones psicológicas por más de un siglo. Un participante que se involucra en estudios de investigación suele ser engañado respecto al verdadero propósito, a las respuestas que los investigadores realmente están analizando y a la verdadera identidad de los otros "sujetos de prueba". En algunos casos, a los participantes ni siquiera se les informa que están involucrados en un estudio de investigación. ¿Cómo se desarrolló la tradición del engaño en la investigación psicológica, en qué punto estamos ahora, y cuáles son los problemas con su uso actual?

Se pueden ofrecer muchas justificaciones para el engaño.

Una es que el engaño está en todo lo que nos rodea, permeando en las áreas como la publicidad y la política.

. . .

Proponentes sugieren que no hay una razón para tener a los investigadores psicológicos en estándares más altos.

Otro argumento es que los sujetos de estudio en realidad no reciben un daño. Se pueden herir los sentimientos, pero a nadie se le está pidiendo que done sangre o que sacrifique un cordero bajo falsas pretensiones. El argumento más frecuente es que la mayoría de las investigaciones serían imposibles sin el engaño. Así como los médicos revisan la frecuencia respiratoria sin llamar la atención del paciente sobre su propia respiración, los psicólogos también necesitan observar el comportamiento cuando el sujeto no lo sabe. El engaño es racionalizado como la única manera de reproducir el comportamiento natural en el laboratorio de pruebas.

Después de las primeras dos terceras partes del siglo XX, el engaño se volvió algo básico en la investigación psicológica. De acuerdo con la historia reciente del engaño en la psicología social, antes de 1950 solamente el 10% de los artículos en las revistas de psicología social involucraban métodos engañosos. Para los años setentas, el uso del engaño había llegado al 50% y, en algunas revistas, la cifra llegaba a los dos tercios de los estudios.

· · ·

Esto significa que los sujetos en los experimentos de psicología social (al menos aquellos estudios que sobrevivieron al al proceso de revisión y lograron publicarse) tenían más del 50% de probabilidad de que la verdad no estuviera de su parte, que decían cosas que no eran verdad o que eran manipuladores de maneras ocultas.

Los proponentes del engaño alegan que están usando pequeñas mentiras para llegar a descubrir grandes verdades. Muchos ser sujetos no objetaron al respecto, y defensas sofisticadamente éticas de la práctica se proporcionaron al instante. En un mundo perfecto, tal vez, el engaño sería evitado de manera escrupulosa, pero nuestro mundo no es perfecto, así que los proponentes alegan que se deben llegar a ciertos acuerdos. Ellos admiten que, por supuesto, los investigadores deberían hacer lo mejor que puedan para evitar el engaño cuando sea posible, utilizándolo únicamente como último recurso. En algunos casos puede ser posible que se desarrollen metodologías alternativas que no lo requieran. Sin embargo, al final, el engaño es una herramienta indispensable en la búsqueda del conocimiento.

La Asociación Americana de Psicología (APA) apoya explícitamente el argumento de que la deshonestidad es necesaria en el progreso científico.

· · ·

La idea de que el fin justifica los medios es aparente en los principios éticos de la psicología y el código de conducta de la APA, el cual se dice más o menos lo siguiente: los psicólogos no deben conducir un estudio que involucre el engaño a menos que hayan determinado que el uso de las técnicas engañosas es justificado por la significancia del estudio con miras científicas, educativas o de valor aplicable y que las alternativas no engañosas efectivas no son factibles. Además, el código de la APA prohíbe explícitamente el uso del engaño en la investigación que se espera razonablemente que cause "dolor físico o malestar emocional severo". La implicación parece significar que el engaño por sí mismo no es dañino u objetable.

A la psicología eres una de las principales carreras que se estudian en Estados Unidos de América, con cerca de 90 mil estudiantes desde mediados de los años 2000. Actitudes permisivas respecto al engaño permean muchos de los cursos introductorios de psicología. Para recibir una calificación aprobatoria, se les suele requerir a los estudiantes que sirvan como sujetos de experimentos en varios estudios psicológicos, como los mencionados anteriormente. Al inicio, muchos estudiantes no tienen idea de que han sido engañados por los investigadores, maestros y compañeros. Conforme avanzaba la carrera, ellos aprenden que muchos de los experimentos psicológicos más conocidos del siglo XX estaban basados en engaños, de una u otra manera.

Para el final del semestre, los estudiantes pueden llegar a estar convencidos de que el engaño es una técnica legítima.

Supongamos que un estudiante de la carrera de psicología va de viaje a casa para visitar a su familia durante las vacaciones. Durante su visita, un amigo plantea una pregunta que el estudiante preferiría no responder de forma honesta por tal o cual razón. Ya que le han dicho los profesores y los autores de los libros de texto que el engaño puede estar justificado por el bien de un fin mayor, ¿podría ser que ese estudiante tiene más probabilidades de retener información, proporcionar información falsa o distorsionar la verdad? Después de todo, si el engaño es permitido en los experimentos científicos en la búsqueda de la verdad, ¿por qué debería ser prohibido en el contexto de las relaciones cotidianas? ¿dónde está el daño en una pequeña mentira?

Considera la interacción entre un vendedor de carros usados y un cliente. ¿Acaso el comprador debería confiar ciegamente en todo lo que le dice el vendedor? Por supuesto que no. Pero ¿El mismo principio aplica en los terrenos de la investigación y del aprendizaje académico?

. . .

El comprador precavido puede ser la norma en el ambiente del comercio, pero que los investigadores y los sujetos de experimentos tengan cuidado no parece ser algo muy popular en el área académica y de investigación. La práctica del engaño en la investigación perjudica la relación entre las ciencias y la comunidad que estudia.

Entre más sospechen los objetos de la investigación, menos valor científico tendrá su participación. Entre más esperemos ser engañados, menos auténticas serán nuestras respuestas respecto a lo que realmente pensamos y sentimos.

Aun así, el efecto del engaño en la investigación no es ni siquiera el asunto más importante que está en juego. La preocupación fundamental es que es, en última instancia, la forma de ser de toda nuestra cultura. Se confía demasiado en los científicos. Ya que tales figuras en las que se confía tanto resultan estar involucradas en el engaño, la confianza en ellas, y quizás en todo lo demás, termina por disminuir inevitablemente. El engaño en las investigaciones psicológicas socava la noción de que podemos esperar honestidad de aquellos a los que se les ha confiado la búsqueda de la verdad.

· · ·

El engaño, así como decir la verdad, se puede volver un hábito. Entre más veces nos involucremos en la deshonestidad, se vuelve más fácil y más natural. ¿Realmente creemos que los engaños y las mentiras pueden estar contenidos a salvo en un laboratorio? ¿Estamos listos para sacrificar el estándar de la veracidad y el hábito de la honestidad por el bien de una concepción severamente pervertida del progreso científico? Debemos aceptar que el engaño permitido en las ciencias es inherentemente incompatible con la búsqueda de la verdad.

8

Formas de protegerte de la manipulación emocional

Todos disfrutamos de perseguir al sexo opuesto de vez en cuando, hombres y mujeres por igual. Es algo divertido de hacer de vez en cuando, siempre y cuando seamos honestos al respecto y tengamos en cuenta que no tiene nada que ver con el amor. Esto debe ser así porque la persecución, el juego, la conquista, es manipulación y el amor no puede ser manipulado. No encontramos al amor, el amor nos encuentra a nosotros. Respectivamente deberíamos tratar una relación amorosa como algo sagrado.

Por desgracia, demasiadas personas creen en la manipulación, tanto en las relaciones personales como en los negocios. Hace tiempo leí algo que se quedó grabado en mi subconsciente: si te puedes alinear a ti mismo con el cosmos, el éxito llega fácilmente.

· · ·

¿Qué tiene que ver esto con el tema? Significar que al final del día la manipulación es inútil. Las manipulaciones pueden ayudar a tener una ventaja a corto plazo, pero a la larga inevitablemente tendrán repercusiones, porque el cosmos se opone a las manipulaciones. Pero si en vez de eso nos alineamos con el flujo cósmico, estaremos en el camino correcto para llegar a nuestra meta, más o menos sin esfuerzo. Si crees que esto es demasiado bueno para ser verdad, considera que cada uno de nosotros juega un papel en el juego cósmico. Sólo tenemos que conocer nuestro papel en el esquema de las cosas y dejar que las cosas sucedan cómo deben ser. Por supuesto, esto significa rendirse a muchos deseos que no son parte de nuestro papel; sin embargo, nuestro propósito cósmico suele resultar mucho más grandioso que nuestros objetivos pequeños y egoístas.

Dicho esto, aun así necesitamos protegernos de las manipulaciones infantiles de otras personas, incluso de aquellos que son cercanos a nosotros. No te tomes esto a la ligera, la manipulación emocional es dolorosa y puede dejar cicatrices muy profundas en la mente y en el alma de las personas. Una vez que te encuentras en una situación manipuladora es muy difícil salir de ella. Pero tampoco te tomes muy en serio este asunto, hacemos muchas cosas de forma subconsciente y es probable que tu pareja ni siquiera se dé cuenta de que está siendo manipuladora contigo.

Siempre van a existir las personas que intentarán afectar tu confianza, personas que intentarán sembrar semillas de duda dentro de ti. Estas personas harán lo mejor que puedan para manipularte para que creas que su opinión es un hecho objetivo. Esas personas te dirán que todas las personas del mundo piensan que eres arrogante, que estás loco o que no eres suficientemente bueno.

Luego te dirán lo preocupadas que están por ti, sobre cómo estás viviendo tu vida, gastando tu dinero, criando tus hijos y otras tantas cosas.

Si no cambias exactamente de la manera que ellos quieren que cambies, tu vida estará arruinada. Por eso quieren que les creas. La realidad es que estas personas no te quieren ayudar, ellas quieren controlarte. Ellas quieren cambiarte, no para mejorar tu vida, sino para validar sus vidas y evitar que los superes.

No te confundas. Las personas manipuladoras no están preocupadas por tus intereses. Ellas sólo se preocupan por sus intereses. Una vez que dejes entrar en tu vida a una persona manipuladora, puede ser extremadamente difícil deshacerse de ella. La clave es tener la confianza suficiente en ti mismo para darle la espalda a las personas manipuladoras en cuanto las reconoces.

Estas son unas estrategias para eliminar a las personas manipuladoras de tu vida:

No caigas en su trampa

Muchos de nosotros nos encontramos en situaciones en las que otras personas intentan controlar nuestras emociones, percepciones o comportamiento, y quieren aprovecharse para su propio beneficio. En una situación como éstas, no te sueles dar cuenta del verdadero motivo.

La persona te controla psicológicamente y caes en su trampa. Esta manipulación emocional a veces te cuesta demasiado cuando tomas una decisión importante bajo la influencia de otra persona y, después, te das cuenta cuando ya es demasiado tarde.

Cuando una relación suena demasiado bien para ser verdad, debes tener cuidado. Te llenan de amor, apreciación, cumplidos, elogios y afecto. Te sientes como si estuvieras viviendo en un sueño en el que todo parece perfecto. No te dan ni una razón para quejarte. Simplemente no encuentras ni una falla en esa persona. Incluso si, en ocasiones, algo sale mal, esa persona puede comenzar a llorar o se sentirá mal.

Incluso te puedes volver la víctima de un sexo intenso y tener la sensación de tener un romance del cuento de hadas.

El resultado es que cuando la relación realmente comienza a crear sentimientos de amor verdadero, de repente te empiezas a sentir ignorado. Recibes regalos, apreciación y cumplidos, pero sólo en raras ocasiones. Sientes como si estuvieras perdiendo tu toque o que esa persona tiene a alguien más en su vida. En el momento en el que te decides a seguir con tu vida y superarlo, obtienes un nuevo regalo de su parte. Se te hace difícil llegar a una decisión. En una situación como ésta, esa persona intenta tener el control sobre ti. Puede parecerte sorprendente, pero funciona en la mayoría de los casos. Incluso se vuelven más cercanos.

Después de unos cuantos refuerzos esporádicos, las personas suelen tener éxito al obtener el control sobre sus víctimas. Cuando te defiendes o exiges una explicación, esta persona puede dejar de comportarse de la misma manera. La razón es que cuando esa persona obtiene todo el control sobre ti, ya no necesitan el refuerzo esporádico. Los manipuladores tienen demasiadas caras y, de la misma manera, las pueden usar de muchas formas para lograr sus cometidos.

· · ·

Esa persona puede hacer un compromiso y luego negarlo de tal forma que empiezas a dudar de tu propia percepción. Cuando te esfuerzas mucho para que recuerden su promesa, te hacen sentir culpable. Pueden usar una falsa compasión y estallar en lágrimas de cocodrilo.

Terminas confiando en esa persona eventualmente incluso dudas de si escuchaste bien aquella vez.

No puedes confiar en los rostros sonrientes que parecen confiados y poderosos. Las personas manipuladoras siempre tienen una preferencia para ayudarse a ellas mismas y es muy difícil que se preocupen por los sentimientos de la otra persona. Tienen el objetivo de buscar personas que las validen y que las hagan sentir incluso más superiores.

Mantente alejado siempre que sea posible

El comportamiento de un manipulador suele variar dependiendo de la situación en la que se encuentran. Por ejemplo, un manipulador puede hablar de forma grosera a una persona y actuar de forma educada con otra en el momento siguiente.

· · ·

Cuando notes frecuentemente tales extremos en un individuo, es recomendable mantenerse alejado de esa persona. No interactúes con este individuo, a menos que realmente tengas que hacerlo. Esto te protegerá de ser una víctima de su manipulación.

Una forma de detectar a un manipulador es ver si la persona actúa de formas diferentes frente a personas distintas en situaciones distintas. Mientras que todos tenemos cierto grado de este tipo de diferenciación social, algunos manipuladores psicológicos tienden a estar en los extremos de forma habitual, siendo muy amables con un individuo y completamente groseros con otro, totalmente indefensos en un momento y bastante agresivos al siguiente punto cuando se debes este tipo de comportamiento de forma constante en un individuo, mantén una distancia segura y evita involucrarte con esta persona a menos que realmente tengas que hacerlo. Como he mencionado antes, las razones para la manipulación psicológica crónica son bastante complejas y profundas.

No es tu trabajo cambiar o salvar a esas personas.

Existen ciertas situaciones en las que no puedes salir completamente de una relación, por lo general si esta persona es un padre o un miembro de tu familia.

A menos que la persona te esté causando un daño significativo o daño psicológico, es probable que no puedas simplemente alejarte. Primero necesitas reconocer por completo a esta persona por quien realmente es y, de acuerdo con esto, cambiar tus expectativas de la relación.

Si esta persona era alguien que querías que te validara, entonces tienes que dejar de buscar su aprobación.

Si era alguien que te daba consejos, reconoce que su consejo no es algo que necesites en tu vida. Si esa persona te sigue ofreciendo su consejo, puedes agradecerle y simplemente desecharlo en silencio.

Sé tan sutil como puedas cuando establezcas tus límites y no le digas a la otra persona que los estás poniendo.

Crear este cambio en tu lado de la relación va a requerir algo de energía y, además, cuando la otra persona se enoje durante este proceso, tendrás que lidiar con su reacción.

Al saber que esto te va a absorber un poco de energías, establece límites en el tiempo que pasas con esta persona.

Si has estado conviviendo con tu cuñada controladora cada sábado, reduce el tiempo a que sea sólo una vez al mes y planea una actividad después de tu reunión con ella para que esa salida tenga una hora final definitiva.

Llámale la atención por su comportamiento

Siempre es difícil confrontar a un manipulador, pero los manipuladores ocultos son los peores. Cuando se les confronta, ellos permanecerán como si nada e incluso rígidos e inflexibles.

Cuando empieces a darte cuenta de su lógica defectuosa, tal vez comiences a sentirte frustrado. Si continúas discutiendo con ellos, será difícil abstenerte de levantar la voz.

Comenzarás a parecer el irracional y tratarán de obtener el control otra vez basándose en la "madurez" de su calma.

Es tentador defenderte y tratar de hacer que la otra persona vea lo que realmente sucede.

. . .

Pero, un verdadero manipulador no va a cambiar su tono, y entre más te rindas a la tentación de defenderte, ellos seguirán retorciendo tus palabras más y más. No pasará mucho tiempo antes de que te encuentres atrapado en una confusa red de mentiras y falsas percepciones. Si te encuentras en una situación con un verdadero manipulador, tus dos metas para cualquier enfrentamiento que ocurra deberían ser difundir y salir, ya sea que eso signifique dejar la conversación o dejar la amistad.

Evita los insultos, los argumentos, perder la calma, acusar a la otra persona de manipulación o ponerte demasiado emocional. Cuando hables, mantente apegado a los argumentos que sean verdaderos, objetivos y pacíficos. Existen varios aspectos en la confrontación con una persona manipuladora que requieren un alto nivel de paciencia, de madurez o de autodisciplina.

Tal vez no tengas el autocontrol para contestar sin perder la calma y hacer que empeore la situación. Si este es el caso, acepta esto de ti mismo y añade unos cuantos pasos adicionales para evitar una confrontación desagradable (por ejemplo, invitar a un mediador a la discusión o mandar un correo electrónico en vez de hablarlo en persona para que así tengas tiempo de pensar lo que dices).

. . .

Es bastante común que nos sintamos un poco ansiosos cuando lidiamos con una persona que pierde la calma.

En algunos casos, puede ayudarte un amigo que te apoye para que te sientas más cómodo en las que tengas muchas posibilidades de echarlo a perder. No importa qué tanto desees ser capaz de confrontarte a la otra persona por tu cuenta, a veces simplemente no eres capaz de hacerlo todavía. Si no aceptas sus limitantes, es probable que experimentes mucha ansiedad innecesaria por la decisión de actuar como alguien más fuerte que todavía no eres.

No desees ser mejor lidiando con las situaciones más de lo que ya eres. Siempre habrá personas que te critiquen por tus debilidades e intentarán hacer que parezca que sería más fácil para ti lidiar con la situación de lo que es actualmente. No compares tu reacción a una situación con la reacción de alguien más.

Ignora todo lo que dicen y hacen

Las personas manipuladoras están hechas para ser ignoradas.

. . .

Estas personas cambian de opinión constantemente sobre los problemas, son escurridizos cuando intentas hacer los responsables, te prometen una ayuda que nunca llega, te hacen sentir culpable constantemente: todo lo que no quieres en una persona.

Cuando estés lidiando con una persona manipuladora, el peor error que puedes hacer es tratar de corregirla. Al intentar corregir la, te hundes más y más en su trampa.

Las personas manipuladoras usan la frustración y la confusión para hacer que entres en conflicto. Quieren que te pongas emocional para ver cuáles son las cosas que te molestan y cómo reaccionas. Una vez que conocen las cosas que te provocan, las van a usar para influenciar tus acciones.

Una mejor estrategia es ignorar completamente a esas personas.

Simplemente borra las de tu vida. Si no la puedes eliminar de inmediato, en el caso de que sea un jefe, un compañero de trabajo o un miembro de tu familia, dile que sí a todo lo que digan y luego, de todos modos, haz las cosas a tu manera.

Golpea donde más les duele

Las personas manipuladoras constantemente están usando sus propias estrategias en tu contra. Se volverán amigas de tus amigos y los pondrán en tu contra. Te tentarán con alguna pequeña recompensa y harán que la persigas continuamente, cada vez que te acerques a ella, la alejaran un poco más. Te recordarán los hechos pasados y te los recriminarán una y otra vez.

Ya no dejes que las personas manipuladoras usen sus estrategias en tu contra. Es hora de cambiar el juego.

Crea una estrategia propia y golpea donde más les duele.

Si estás obligado a lidiar con una persona manipuladora que sigue haciendo de tu vida un infierno, no importa cuánto intentes ignorarla, sólo te queda una opción: encuentra su punto débil y ataca. Este punto débil puede ser los amigos de la persona manipuladora, sus seguidores o sus subordinados. Puede ser una habilidad muy desarrollada o un entendimiento avanzado de un tema en particular. Puede ser un recurso en particular del cual tienen el control.

· · ·

De cualquier manera, encuentra cuál es su punto débil y utilízalo a tu favor. Vuélvete aliado de las personas cercanas al manipulador, recluta personas con sus mismas habilidades y conocimientos para poder reemplazarlo, o quítale su preciado recurso. Esto hará que se desubique y obligará a que el manipulador se concentre en controlar su propia vida y no la tuya.

Confía en tu propio juicio

Tú sabes qué es lo mejor para tu vida mejor que nadie más. Demasiadas personas van por la vida pidiendo la opinión de los demás sobre cualquier cosa. Qué hacer con su vida, en qué soy bueno, quién soy yo, etc.

Deja de esperar que las otras personas se definan. Tienes que ser tú quien se defina a sí mismo. Confía en ti. Lo que separa a los ganadores de los perdedores no es la habilidad de escuchar las creencias de las otras personas, sino que es la habilidad de escuchar las creencias de uno mismo. Al establecer tus propias creencias y aferrarte fuertemente a ellas, estás evitando que las personas manipuladoras afecten tu vida. De esta manera, tus creencias servirán como una barrera que mantiene a los manipuladores lejos de tu vida.

. . .

Intenta no encajar

Debes seguir reinventándote a ti mismo. La idea de que la consistencia es virtuosa o que está relacionada al éxito es una creencia falsa. Las personas manipuladoras quieren que seas consistente para que puedan contar contigo y seguir adelante con sus objetivos. Quieren que te presentes cada día a las 9 a.m. para trabajar para ellos a cambio del salario mínimo. Quieren que llegues a tiempo a la casa para limpiar y hacer que se sientan bien consigo mismos.

Las líneas de ensamblaje son consistentes. La prisión es consistente. La consistencia es la manera en la que los manipuladores te mantienen encerrado en una caja. Es la forma en la que te controlan. La única manera de evitar que te manipulen es enfrentarte activamente en contra de todas las limitaciones que otras personas intentan imponerte.

Deja de intentar encajar. Mejor esfuérzate por sobresalir. Intenta ser diferente en todo lo que puedas y nunca permanezcas de la misma manera por mucho tiempo. El crecimiento personal, por definición, requiere la falta de consistencia. Requiere un cambio constante para mejor, reinvención constante.

Deja de renunciar a ti mismo

La culpa es una emoción inútil, pero es una herramienta poderosa. La culpa es una de las armas que las personas manipuladoras usan en tu contra (como habrás podido leer en capítulos anteriores). Estas personas intentan hacer que te sientas culpable por fracasos pasados y por pequeños errores, o intentarán hacerte sentir culpable por ser orgulloso y tener confianza. Todo el tiempo que pases sintiendo que estás feliz o seguro de ti mismo, esas personas lo usarán en tu contra. Ellos te dirán que nadie debería sentirse tan bien sobre sí mismo.

Otra arma que usan los manipuladores en tu contra es la duda. Ellos se esfuerzan por hacer que dudes de ti mismo, que dudes de tus habilidades y tu valor (que, como habrás leído antes, esto evitará que actúes en su contra) su objetivo general es que pierdas tu balance y hacer que siempre dudes de ti mismo. Los manipuladores ganan poder en este estado de incertidumbre. Su influencia se vuelve más fuerte diez mucho más probable que te convenzan de que renuncies a tus valores, a tus metas y a ti mismo.

La solución es muy sencilla: deja de sentirte culpable, deja de dudar de ti mismo.

Cuando se trata de tu propia vida, no le debes nada a nadie. Mereces sentirte bien respecto a ti mismo y estar orgulloso de tus logros. Mereces sentir mucha confianza y creer en lo que estás haciendo. Renunciar a cualquiera de estas cosas no es algo moral o sabio. Más bien, es el camino a la autodestrucción.

Nunca pidas permiso

Es mucho más fácil pedir perdón que pedir permiso. El problema es que hemos sido entrenados para pedir permiso constantemente. De niños, debíamos suplicar por cualquier cosa que quisiéramos, que nos alimentaran, que nos cambiaran e incluso para dormir. Durante la escuela, teníamos que pedir permiso para ir al baño, teníamos que esperar a la hora designada para poder comer, y teníamos que esperar nuestro turno para jugar con los juguetes.

Como resultado, la mayoría de las personas nunca dejan de pedir permiso.

Los empleados de todo el mundo esperan ser ascendidos y esperan su turno para hablar.

. . .

La mayoría están tan acostumbrados a ser molestados que se sientan en silencio durante las reuniones, aterrorizados de hablar cuando no es su turno o incluso de alzar la mano. Existe otra manera de vivir.

¿Qué pasaría si hiciera todo lo que quisieras cuando decidas hacerlo? ¿Qué pasaría si dejas de estar tan preocupado todo el tiempo con la amabilidad y hacer que otros se sientan cómodos? ¿Qué pasaría si, en lugar de todo eso, vivieras tu vida exactamente de la manera en la que quieren vivirla? Todas estas son cosas que puedes hacer en cualquier momento.

Las personas manipuladoras quieren que te sientas retenido por alguna regla o ideal imaginario que diga que no puedes actuar libremente sin antes consultar con una figura autoritaria o con algún grupo de personas con poder. La verdad es que puedes deshacerte de esta sensación de confinamiento en cualquier momento. Puedes comenzar a vivir tu vida de forma totalmente diferente a la que has vivido hasta ahora. Sólo depende de tu decisión.

Crea un sentido de propósito más grande

· · ·

Las personas que se dejan guiar por el destino no son engañadas fácilmente. La razón por la que los manipuladores siguen abundando en este mundo es porque muchas personas viven sin un propósito. Cuando tu vida carece de un propósito, creerás en cualquier cosa, harás cualquier cosa, porque nada importa realmente.

Las personas que no tienen un propósito simplemente están matando el tiempo. No hay una razón detrás de la forma en la que están viviendo sus vidas. Ellas no saben a dónde se dirigen o por qué están ahí. Así que, para evitar volverse loca, estas personas trabajan en trabajos sin sentido y llenas sus cerebros de chismes, programas malos de televisión y otras formas inútiles de información. Se mantienen ocupados para evitar sentir el vacío desesperado creciendo dentro de ellos. Este vacío y trabajo les da poder a las personas manipuladoras.

Si estás distraído constantemente, consumiendo contenido inútil todo el tiempo tratando de mantenerte ocupado a cada rato, eres un tonto. Los manipuladores controlan a las personas sin propósito al venderles información inútil y actividades. La única manera de escapar a este destino es desarrollar un sentido de destino. Al tener un objetivo se destruye la distracción. Cuando sabes a dónde te diriges, los manipuladores no pueden lastimarte.

· · ·

No pueden distraerte o llevarte por el mal camino.

Sigue aprovechando nuevas oportunidades

El mundo quiere que concentres todos tus esfuerzos en una sola cosa. Todos y todo lo que está a tu alrededor te dice que te encierres con una hipoteca, el pago de un auto, una relación estable, un trabajo en una sola oficina, etc. Quieren que te quedes amarrado a una sola oportunidad por el resto de tu vida.

En la actualidad, ser ambicioso suele ser menospreciado.

Mantenerse en busca de algo nuevo se suele considerar como una señal de debilidad. ¿Por qué no puedes estar satisfecho con lo que tienes? ¿por qué eres tan ambicioso? Esto es lo que te preguntarán las personas manipuladoras cuando expreses tu deseo de algo más. Te llamarán arrogante, egoísta y orgulloso. También te harán sentir como si fueras una persona fría y extraña, inhumana y sin corazón. Quieren que te mantengas dependiente de ellos y del sistema que controlan.

· · ·

La única manera de mantenerte independiente es constantemente buscar y crear nuevas oportunidades. Sigue buscando nuevos trabajos, sigue comenzando nuevos negocios, sigue creando nuevas relaciones y sigue buscando nuevas experiencias.

Deja de comportarte como un bebé

Si alguien te engaña una vez, qué vergüenza por ellos. Si alguien te engaña 10 veces, eres un idiota. Ya no dejes que los manipuladores te dejen en ridículo. Deja de ser su juguete. Nadie se siente mal por ti y simplemente te estás exponiendo a la vergüenza. Debes tener la suficiente autoconciencia y respeto por ti mismo para decirle que no a las personas manipuladoras.

No puedes simplemente caminar por la vida echándole la culpa de tus problemas a otras personas. Campo, puedes caminar por la vida siendo ignorante de las personas que intentan manipularte. Sí, claro que existen las personas negativas y manipuladoras. Y sí, también estas personas intentarán usarte para su beneficio. Pero eso no significa que te puedes permitir cometer el mismo error y que te dejes usar.

. . .

Nadie te puede manipular sin tu permiso. Eres responsable de tu propio éxito y de tus propios fracasos. Si otros te superan en destreza o en estrategia, es tu culpa, no la de ellos. Sé responsable. Aprende de tus errores. No sigas confiando en la misma persona engañosa una y otra vez.

Sácala de tu vida y que no vuelva jamás. Rodéate de personas que tengan una mentalidad similar a la tuya y que no vayan a utilizarte.

Apuesta por ti mismo

Aprovecha una oportunidad en eso que puedes controlar en tu vida: tú mismo. Cuando llega la ocasión de tomar decisiones difíciles, muchas personas se limitan a sí mismas al considerar nada más los factores externos.

Consideran las consecuencias financieras y relacionales de la situación, pero fracasan al considerar los efectos que sus decisiones tendrán en su felicidad personal y en su sentido de valor propio. Como resultado, se arriesgan con otras personas cuando deberían apostar por ellas mismas.

Y luego se preguntan por qué son miserables.

Cuando sólo aprovechas la oportunidad de otras personas y cosas, te pones a la disposición de aquellas personas y cosas. Esto te hace vulnerable y fácil de manipular. En vez de eso, deberías arriesgarte contigo mismo. En cualquier situación difícil a la que tengas que enfrentarte, no hagas preguntas como "¿quién es la mejor persona que puede ayudarme?" o "¿qué opción es la más probable para llegar al éxito?". Mejor pregunta "¿qué es lo que más quiero hacer?" Y luego ve y hazlo.

Por ejemplo, si te enfrentas con la oportunidad de empezar tu propio negocio o mantenerte trabajando en el mismo puesto o sin futuro, no digas que quieres ese puesto sólo porque la paga es un poco buena. No te quedes sólo porque las relaciones no son tan malas. Cuando haces esto, te estás concentrando en los factores externos. Esto siempre es un error. Una mejor estrategia es apostar por ti mismo. Nunca te arrepentirás de confiar en ti mismo. Seguro, tendrás que aceptar toda la responsabilidad de cualquier error que cometas. Y claro que tendrás que tenerte a ti mismo en un estándar más alto.

Pero también serás completamente responsable de tus propias victorias. Seguirás creciendo y logrando alcanzar niveles de éxito más y más altos.

· · ·

Evita un vínculo emocional con ellos

Con un manipulador, cualquier cosa que hagas es incorrecta. Todas las peleas que han tenido son tu culpa. Ser manipulado creará un caos en tus emociones. Pasarás de estar llorando a sentirte enojado, a sentirte culpable y como un inútil en cuestión de segundos. Luego te sentirás arrepentido de que no te defendiste a ti mismo. Te sientes avergonzado de que dejaste que te pisotearan una vez más. Una vez que dejes al manipulador, tus emociones estarán más estables.

La vida es un viaje de aventuras. En el camino, muchas personas te harán compañía por un periodo de tiempo determinado en diferentes etapas y luego seguirán jugando su papel en nuestras vidas. No hay un problema con el ir y venir de las personas, sino con las dificultades que surgen cuando te involucras emocionalmente con las personas y te sientes desamparado, tenso y preocupado cuando la relación termina, en especial con un manipulador emocional. Por lo tanto, si quieres mantenerte feliz y lograr avanzar en tu vida, entonces necesitas superar el apego emocional lo más pronto posible.

No hay duda de que algunas personas se vuelven la fuerza vital para que te muevas al camino elegido.

Pero debes tener mucho cuidado de no distraerte cuando te separes de esas personas. Necesitas usar las relaciones de forma juiciosa. Apégate a las personas con una perspectiva no involucrada y cuídalas para crear una atmósfera de confianza. Sin embargo, no debes depender de estas personas para crecer y detener tu vida cuando las dejes ir de tu vida porque son manipuladoras, ya que otras relaciones te están esperando en tu camino hacia tu meta. Necesitas volver a enfocarte en tu viaje y dejar atrás los recuerdos del pasado.

Lidiar con los apegos emocionales es un reto para nuestra madurez y para la seriedad de nuestro viaje en el camino elegido.

Disfrutar del momento que pasas con las personas.

Aprende de ellas, ámalas y cuídalas, pero no dejes que se vuelvan indispensables para seguir avanzando.La mayoría de las veces, las personas suelen tener miedo de perder a alguien debido a su incapacidad de seguir adelante en la vida estando solas. Así que, si te atreves a caminar solo, ya no necesitas superar el apego emocional nunca más porque estás preparado para dejar ir y aceptar a nuevas personas.

. . .

Medita a menudo

Si te quieres sentir más tranquilo, más centrado y con un mayor control de tus emociones, la meditación te puede proporcionar la estabilidad emocional. Esto es algo que muchas personas anhelan en este mundo que va a pasos increíblemente rápidos. Si tienes problemas con la depresión, cambios de humor, estrés o algún otro problema similar, la meditación te puede ayudar a proporcionar la calma y claridad que buscas. Sólo necesitas unos cuantos minutos al día.

Ya sea que los problemas que enfrentas están relacionados con la depresión y el estrés, un trauma pasado o un cambio químico en el funcionamiento del cerebro, todos pueden beneficiarse de la meditación diaria. De hecho, sólo tienes que comenzar a intentarlo para comprobar su efectividad. Los efectos de la meditación se van acumulando, pero es muy probable que te des cuenta de una sensación de calma, paz y tranquilidad casi de forma inmediata.

La meditación lleva al cuerpo a un estado de relajación profunda y le proporciona las herramientas y recursos necesarios para lidiar con el estrés.

· · ·

Conforme la mente y el cuerpo aprenden a relajarse por medio de las técnicas y ejercicios de respiración profunda, el cuerpo se tranquiliza de la mente entra en un estado de calma.

De hecho, la meditación puede neutralizar las consecuencias negativas de las hormonas del estrés que abruman tu cuerpo y tu estado emocional. Conforme los niveles hormonales regresen a la normalidad, las emociones se estabilizan. Así, la siguiente vez que te sientas molesto o ansioso, te sentirás mejor preparado para lidiar con las emociones y las situaciones intensas usando tu respiración para calmarte y relajarte. Las emociones en verdad te pueden mantener atrapado, haciendo que te sientas como si vivieras en una montaña rusa de emociones incontrolables, con altos y bajos, llena de vueltas. Por otra parte, la meditación involucra mucha visualización, una herramienta muy útil que te puede ayudar a reconfigurar la manera en la que piensas actualmente y crear un entorno emocional más positivo y estable.

La meditación te puede ayudar a crear una mejor autoestima, a curarte de traumas pasados y experimentar más felicidad en el momento presente.

· · ·

La visualización durante la meditación no solamente te da las herramientas para lidiar con el malestar emocional al proporcionarte estabilidad, sino que también te ayuda a planear la dirección de tu futuro. La meditación puede cambiar tu vida desde adentro hacia afuera y ayudarte a lidiar con los manipuladores emocionales.

Inspíralos

Usar todo el conocimiento que has ganado sobre volverte la mejor versión de ti mismo para ayudar a que los demás también puedan lograrlo. Si es alguien muy cercano a ti, tal vez puedan acudir a un terapeuta para trabajar juntos en el cambio. Cambiar su comportamiento puede ser muy difícil y puede ser que no lo logres por ti mismo. Un terapeuta puede ayudar a la otra persona a identificar las conductas que necesita cambiar y lidiar con los pensamientos detrás de ellas. También le ayudarán a esa persona a aprender nuevos comportamientos que son más sanos.

Diles que estás en lo correcto

Esto comienza cuando ya no respondes a sus técnicas de la misma forma en la que estabas acostumbrado.

Ahora sabes decir que no cuando no quieres hacer algo, y sabes decir lo que piensas incluso si no les agrada.

Trabaja en sentirte bien si responden de manera negativa.

Si no es tu problema, déjalo ir.

Solamente puedes controlar tus acciones. Esto es importante porque no serás capaz de cambiar la conducta de un manipulador, pero puedes dejar de ser su víctima. Eso es lo que sucede cuando empiezas a decir que no. Mucha de la manipulación sucede porque la permitimos, el primer paso para terminar este círculo vicioso es negarse a ser manipulados.

Los manipuladores son buenos en lo que hacen, así que presta atención a su respuesta. Es muy probable que digan o hagan cosas que apelen a tus sentimientos y emociones. Debes mantenerte firme en tu negativa, sabiendo que eres el primer paso hacia la libertad lejos de su influencia.

Deja ir las relaciones dañinas

. . .

Las relaciones tóxicas pueden ser difíciles de dejar ir.

Muchas personas se quedan atrapadas en el círculo vicioso de volver a las relaciones que no son buenas para ellas. Lo único que hace esto es crear un ciclo de pesar y dolor. Existen algunas maneras de dejar ir las relaciones tóxicas. Los psicólogos han trabajado lo suficiente con personas que han tenido este problema como para escribir un manual completo.

El primer paso para librarte de una relación tóxica es admitir que te encuentras en una relación que no está bien. Tal vez te des cuenta de las señales de una relación tóxica e intentes justificarlas. Si notas esa sensación incómoda en tu mente, a eso se le llama disonancia cognitiva, y es tu cerebro intentando protegerte de aquello que sabes que de verdad. Toma nota de las cosas en la relación que te hacen sentir de esta manera. Aceptar que tu relación es tóxica es el primer paso. Antes de que puedas ser realmente libre, necesitas darte cuenta de todas las cosas que te están lastimando.

Las relaciones son un juego de dos personas. Si dos personas están participando en la relación, eso significa que las dos personas están involucradas en los desacuerdos, en los argumentos y en el comportamiento.

No puedes culparte completamente de las cosas que suceden. Si te culpas a ti mismo de todos los problemas en la relación, descubrirás que intentas resolverlo todo.

Reconoce que, a veces, ambas partes son culpables de tener una relación tóxica. Reconoce tus responsabilidades, pero sólo tus responsabilidades. No necesitas lidiar con los problemas de la otra persona en la relación tóxica.

Cuando tú no tienes la culpa, no hay una razón para que cargues con ello.

Cortar todo contacto es una de las mejores cosas que puedes hacer cuando intentas dejar ir a una pareja manipuladora. Mantenerse en contacto solamente hará que las cosas sean más difíciles. Esto incluye comprobar cómo están las personas tóxicas que ya no están en tu vida.

Resiste revisar sus redes sociales o preguntar a los amigos en común. Siempre debes seguir tu instinto cuando se trata de sacar a las personas de tu vida. Incluso, aunque suene extremo, es mejor dejar ir a las personas cuando se trata de una relación tóxica. Para poder seguir adelante, necesitas estar en un lugar en el que seas capaz de sentirte neutral, no dolido, respecto a la falta de contacto.

El cierre es una de las mejores cosas que se pueden hacer para seguir adelante después de terminar con una relación manipuladora. Esto puede ayudar a que las personas reconstruyan su vida entera de una manera saludable y productiva. Encontrar un cierre es una manera de ayudarte a dejar ir las relaciones tóxicas. Para muchas personas, el cierre viene desde adentro y al reconocer todas las formas en las que una relación funciona mal.

Para otras personas, escribir un último capítulo o hacer que la otra persona reconozca su toxicidad pueden significar el cierre. Cualquier cosa que sea, el cierre importante para seguir adelante.

La cosa más importante al dejar cualquier relación tóxica y dejarla ir es tener a alguien que te atrape si te caes.

Dejar ir puede ser difícil, en especial si es a largo plazo. Reúnete con amigos y familiares que puedan apoyarte durante estos tiempos difíciles. También te pueden ayudar a evitar que vuelvas a buscar a esas personas que ya sacaste de tu vida. Los sistemas de apoyo son muy valiosos cuando se trata de dejar ir las relaciones tóxicas. No tengas miedo de acudir con las personas que amas.

. . .

Desarrolla una mentalidad fuerte

Mientras que una persona tóxica puede usar la manipulación y las mentiras, otras pueden recurrir a la intimidación y a la descortesía. Si no tienes cuidado, personas como éstas pueden volverse una carga muy pesada para tu bienestar. Las personas que son mentalmente fuertes, no obstante, lidian con las personas manipuladoras de forma habilidosa. Se rehúsan a renunciar a su poder y siguen siendo la mejor versión de sí mismas sin importar quién está a su alrededor.

Darles un nombre a tus sentimientos disminuye su intensidad. Así que, si te sientes triste, ansioso, enojado o con miedo, reconócelo, al menos para ti mismo también pon atención a la manera en que esas emociones afectan tus decisiones. Cuando te sientas ansioso, tal vez no tengas ganas de arriesgarte. Cuando estés emocionado, tal vez actúes de forma impulsiva. Aumentar tu consciencia respecto a tus emociones disminuye las probabilidades de tomar decisiones irracionales basadas solamente en la cmoción.

Darle un nombre a tus emociones que es solamente una parte de la batalla, también necesitas la habilidad para regular tus emociones.

Piensa en tus habilidades actuales para enfrentarlas. ¿Comes cuando estás nervioso? ¿Bebes para tranquilizarte? ¿Te desahogas con tus amigos cuando estás enojado? ¿Te quedas en casa cuando estás ansioso? Estas son estrategias comunes te pueden ayudar a sentirte mejor en el momento, pero te harán sentir peor a la larga.

Busca habilidades de manejo de emociones que sean buenas a la larga para ti. Ten en cuenta que lo que funciona para una persona no necesariamente funciona para ti, así que necesitas encontrar lo que te ayuda a manejar las emociones de mejor manera. Experimenta varias habilidades para encontrar cual funciona para ti: respiración profunda, ejercicio, meditación, leer, colorear y pasar tiempo en la naturaleza son unas cuantas estrategias que pueden ayudarte.

La manera en la que piensas afecta cómo te sientes y cómo te comportas. Pensar en cosas como "No puedo lograrlo" o "Soy un idiota" te quita energía mental. Pon atención a tus pensamientos. Es probable que te des cuenta de temas y patrones en común. Tal vez te convences a ti mismo de no hacer las cosas que te dan miedo. O tal vez te convences a ti mismo de que no tienes el control de tu vida.

. . .

Responde a los pensamientos irracionales y no productivos con algo más útil. Así que, en vez de decir "Voy a arruinarlo", mejor di "Esta es mi oportunidad para brillar y voy a hacer lo mejor que pueda". Cambiar esas conversaciones que tienes contigo mismo puede ser la cosa más útil que puedes hacer para cambiar tu vida.

La mejor manera de entrenar a tu cerebro para que piense de forma diferente es cambiando tu comportamiento. Haz cosas difíciles y continúa haciéndolas incluso cuando pienses que no puedes. Te probarás a ti mismo que eres más fuerte de lo que crees. También establece hábitos diarios saludables. Practica la gratitud, haz ejercicio, duerme lo suficiente y come de forma saludable para que tu cerebro y tu cuerpo puedan estar al máximo.

Busca personas que te inspiren a ser mejor. Crea un entorno que te ayude en tus esfuerzos para construir un estilo de vida más saludable.

Todos los buenos hábitos del mundo no serán efectivos si los realizas en conjunto con hábitos no saludables. Es como comer donas mientras estás haciendo ejercicio. Pon atención a tus malos hábitos que te quitan energía mental, todos tenemos de esos.

· · ·

Ya sea que te sientas mal contigo mismo o que recién tras el éxito de otras personas, sólo hacen falta uno o dos para mantenerte atascado. Una vez que te vuelvas consciente de tus malos hábitos, dedica un poco de tu energía a reemplazarlos con alternativas más saludables. Entonces, serás capaz de dejar ese círculo vicioso y empezar a avanzar para lograr tus metas.

Al igual que toma práctica y tiempo volver a ser fuerte físicamente, también hace falta dedicación para volverse fuerte mentalmente. Sin embargo, volverse fuerte mentalmente es la clave para sentirte al máximo y lograr todo tu potencial.

Date un discurso positivo a ti mismo durante el día

Un manipulador emocional puede cambiar por completo tu humor, así que asegúrate de restaurarte a ti mismo cada día con charlas positivas. Cada uno de nosotros tiene un conjunto de mensajes que reproduce una y otra vez en su mente. Este diálogo interno, o comentario personal, estructura nuestras acciones en la vida y sus circunstancias. Una de las maneras de reconocer, promover y mantener el optimismo, la esperanza y la felicidad es cenar tus pensamientos con charla positiva.

. . .

Demasiadas veces, el patrón de charla que desarrollamos es negativa debido a nuestra pareja manipuladora. Recordamos las reacciones negativas de otros niños que menospreciaron cómo nos sentíamos sobre nosotros mismos. A través de los años, estos mensajes se han reproducido en nuestras mentes una y otra vez, alimentando nuestros sentimientos de enojo, miedo, culpa y desesperación.

Uno de los métodos más importantes usados en la terapia con aquellos que sufren de depresión es identificar la fuente de esos mensajes y luego trabajar con la persona para sobreescribirlos intencionalmente. Si una persona aprendió de niño que no tenía valor, le demostramos lo especial que es. Si una persona, conforme crecía, aprendió a esperar crisis y eventos destructivos, le demostramos una mejor manera de anticipar el futuro.

Intenta hacer el ejercicio siguiente. Escribe algunos mensajes negativos que se encuentran dentro de tu mente y que limitan tu habilidad para superar tus circunstancias. Sé todo lo específico que puedas e incluye a cualquiera que recuerdes que haya contribuido a ese mensaje. Ahora toma un momento para contraatacar esos mensajes negativos con verdades positivas en tu vida. No te rindas si no encuentras uno rápidamente.

· · ·

Para cada mensaje negativo, existe una verdad positiva que sustituye la sensación de desesperación. Estas verdades siempre existen, sigue buscando hasta que las encuentres.

Tal vez tengas un mensaje negativo que se sigue reproduciendo en tu cabeza cada vez que cometes un error. De niño te habrán dicho "Nunca lograrás nada en la vida" o "No puedes hacer nada bien". Cuando cometes un error, y lo harás porque todos lo hacemos, puedes elegir sobrescribir este mensaje con uno positivo, como "Elijo aceptar y crecer a partir de mis errores" o "Conforme aprendo de mis errores, me vuelvo una mejor persona". Durante este ejercicio, los errores se vuelven oportunidades para reemplazar ideas negativas de quién eres con opciones positivas para una mejora personal.

La charla positiva no es autoengaño. No se trata de ver las circunstancias con una mirada que sólo ve lo que quieres ver. Más bien, la charla positiva se trata de reconocer la verdad sobre las situaciones y sobre ti mismo.

Una de las verdades fundamentales es que vas a cometer errores. Esperar perfección de tu parte o de cualquier persona es algo irreal.

. . .

También es irreal esperar que no haya dificultades en la vida, ya sea por tus acciones o por las circunstancias.

Cuando algo negativo suceda o cometas un error, la charla positiva tiene como objetivo encontrarlo positivo dentro de lo negativo para ayudarte a hacer las cosas mejor, a mejorar o simplemente para mantenerte caminando hacia delante. La práctica de la charla positiva suele ser el proceso que te permite descubrir el optimismo oculto, la esperanza y la felicidad en cualquier situación.

Conclusión

Ahora ya conoces las bases de la persuasión, de la manipulación emocional, del engaño, de la programación neurolingüística, de la hipnosis y, en especial, cómo evitar ser manipulado y defender tu mente de las personas y entidades que quieran manipularte. Toda la información contenida en este libro te da las herramientas necesarias para saber cuándo te encuentras en una situación de manipulación y te enseña a enfrentarte a estos momentos.

Esta guía te ayudará a defender tu mente para que puedas tener una vida que vaya de acuerdo a tu propia mentalidad, objetivos y creencias, que no dejes que nadie te influencie de una manera en la que no estás de acuerdo.

. . .

Podrás saber cómo el mundo actual en el que vivimos está inundado de propaganda y personas que quieren controlarnos, pero con toda la información de este libro ya no serás una víctima. Depende de ti usar la información para mejorar, para ser una mejor persona y para sentirte mejor contigo mismo al tener una vida más saludable, libre de manipuladores.

Cómo ser un Detector de Mentiras

Aprende a Identificar las Señales de los Mentirosos y Olvídate de Caer en Engaños y Manipulación

Índice

Introducción

¿No sería maravilloso que las personas tuvieran un indicador holográfico de mentiras sobre su cabeza? Imagina tener el poder de saber instantáneamente cuando te está mintiendo. ¿Crees que sería una ventaja? ¿Fue tu compañero de piso quien se robó tu libro? ¿Es verdad que tu esposa perdió el autobús? ¿Tus hijos te dicen la verdad sobre dónde estarán cuando salen? Bueno, cuando hayas terminado de leer este libro no solo sabrás con certeza cuando alguien te esté mintiendo, sino también ¡cómo hacer que te digan la verdad!

Para los operativos de inteligencia saber si están siendo engañados o no puede ser algo de vida o muerte. Por ello varias instituciones de gobierno han invertido mucho tiempo y recursos en el arte de detectar mentiras.

Existen incontables mitos sobre este tema, por ejemplo, cuando una persona se cruza de brazos mientras está hablando entonces está diciendo una mentira, o si alguien mira hacia arriba en diagonal a la izquierda mientras se rasca está inventando su historia, y así como estos existen muchos otros. No son verdad. Aunque algunos de estos "indicadores" se pueden aplicar en ciertas personas, no existe una señal "universal" para detectar que alguien está mintiendo. O no existía hasta ahora. El sistema que aprenderás en este libro ha sido utilizado, practicado, y ha demostrado funcionar. Me ha sido una ventaja en muchas ocasiones, y ahora puede serte de utilidad a ti también.

Hace un par de años, un amigo mío me llamó para pedirme ayuda. No te diré su verdadero nombre así que por el momento solo llamémoslo Brad. Brad sabía cuál era el tipo de trabajo que yo hacía y quería que lo ayudara a investigar sobre una sospecha que él tenía. Su instinto le decía que su esposa Angela (de nuevo, este no es su verdadero nombre) podría estar engañándolo, y me preguntó si tenía algún artefacto espía para ayudarlo. Me reí un poco en mis adentros y le dije que nada de eso era necesario. Es cierto que los aparatos del negocio de la inteligencia son extravagantes, pero usualmente dependes más que nada de tu ingenio y habilidades. Le dije a Brad que iría a su casa alrededor de las 1800 horas esa noche y que le dijera a Angela que era una visita casual.

Después de un par de minutos de sentarme cómodamente con ellos en la sala, Brad se retiró un momento y me permitió quedarme a solas con Angela para tener una breve plática. Usando el método que vas a aprender de este libro, empecé a detectar mentiras y engaños en Angela.

No pasó mucho tiempo antes de que decidiera extraerle una confesión. Después de solo 11 minutos, Angela rompió en llanto y llamé a Brad de regreso a la sala. Ella le confesó que había estado coqueteando secretamente con un compañero de trabajo y, aunque la relación aún no se había tornado física, ya habían planeado encontrarse ese fin de semana.

La aventura se terminó de inmediato, Angela fue perdonada y prometió nunca hacer como eso de nuevo, y Brad estaba sorprendido de que fuese capaz de hacer que su esposa revelara toda la información sin necesidad de torturarla. El conocimiento verdaderamente es poder y cuando hayas terminado de leer este libro, ¡tú también tendrás este poder!

Es importante que leas cada parte de este libro en orden y no omitas ninguna sección. De lo contrario no funcionará. La combinación de las áreas forma el método, y utilizar una sola no dará resultados exactos.

1

Comunicación verbal, no verbal, y lenguaje corporal

A LO LARGO de mi carrera, he viajado a muchas partes del mundo. Sin embargo, una cosa que he notado, independientemente de en qué parte del mundo me encuentre, es que puedo conseguir cualquier cosa que necesite con una mezcla de gestos y sonidos. En áreas populares para turistas, encontrar una persona que hable inglés no suele ser problema, pero en otros de los lugares que he visitado, revelar que soy inglés no es la mejor de las ideas. Así que apuntar y hacer los sonidos correctos, con una pequeña ayuda de asentamientos y negaciones con la cabeza, siempre parecía ayudarme a obtener lo que sea que necesitara.

Alrededor del mundo las personas pueden adivinar lo que estás buscando simplemente por la posición de tu mirada o tus acciones físicas, pero ¿es el lenguaje corporal importante para deducir si alguien te está mintiendo o no?

Bueno, míralo de esta manera, si dividimos la comunicación en porcentajes, algunos estudios han mostrado que sólo el 7% de la misma es demostrada por las palabras y el 93% restante es a través del tono y el lenguaje corporal. Así que las palabras por sí mismas juegan un rol muy pequeño en el proceso de comunicación y el aspecto del lenguaje corporal completa la mayor parte. Así que, si este es el caso, ¿por qué la gente intenta detectar mentiras sólo a base de palabras e ignoran la gran cantidad de información escondida en el lenguaje corporal? Pongamos esto en contexto. Asumamos que te van a regalar un libro, pero tienes que elegir entre dos opciones, al libro número 1 le hace falta el 93% de las palabras y al libro número 2 le hace falta el 7% de las palabras ¿Cuál escogerías? Es obvio, ¿no? Ahora vuelve a analizar mi pregunta inicial, ¿el lenguaje corporal es importante en la detección de mentiras? ¿Cuál es tu opinión ahora?

Ser capaz de leer el lenguaje corporal de las personas ha sido invaluable para mí con el paso de los años, pero hay una cosa que debemos aclarar primero: Nada es absoluto.

. . .

No existe una única acción física que indique una mentira, sin embargo, hay acciones que pueden indicar el nivel de incomodidad que una persona siente hacia una pieza de información, pregunta, o tema. Esto te permitirá ahondar más usando técnicas que ilustraré más adelante en este libro para identificar una mentira o falsedad.

Así que si haces una pregunta y la persona se cruza de brazos, no significa que está a punto de mentir, ni siquiera significa que están a la defensiva.

Podría significar que no se siente cómoda hablando de ese tema en específico, quizá no está cómoda con las personas ahí presentes, en la situación o ambiente presentes, o podría simplemente significar que sintió la necesidad de cruzarse de brazos. No cada movimiento que hace una persona necesariamente significa un sentimiento. Sin embargo, hay ciertas acciones, a veces llamados Indicadores de Alto Porcentaje (o IAP), que la mayoría demuestran los verdaderos pensamientos o sentimientos de una persona. Estas acciones te permitirán delimitar las áreas de interés en las cuales utilizar el método que aprenderás más adelante.

Piénsalo así: quieres encontrar la mentira, seguir las indicaciones y señales que aprenderás te mostrarán el camino a seguir para llegar al área correcta. Luego, usando la técnica que te voy a enseñar, serás capaz de identificar la mentira y finalmente encontrar la verdad. Así que piensa en las lecciones de este libro como si fueran un tipo de dispositivo de navegación que te guiará hacia la verdad.

¿Por qué es tan difícil identificar una mentira? Bueno, además de que somos incapaces de escapar del sesgo, (un tema al que regresaremos después) la verdad es que somos muy buenos para ello.

Sí, hablo de mentir, pero ¿por qué somos tan buenos? Es bastante sencillo. Todos hemos aprendido a mentir desde una edad muy temprana. No es algo deliberado, pero al ser niños pequeños tendemos a aprender extremadamente rápido.

Aquí te pongo un ejemplo. Cuando era niño estaba jugando en la cocina y derramé cereal por todo el piso de la cocina. Fue muy divertido jugar con mis carros de plástico sobre el cereal derramado. Poco después, me aventuré de regreso a la sala para tomar un set diferente de juguetes y me dispuse a hacer un nuevo desastre en otra área de la casa. Mientras tanto mi muy trabajadora madre regresó de un largo día de laborar solo para encontrar los rastros de mi crimen por toda la cocina. Naturalmente cuando entró a la sala y me preguntó "¿Tú tiraste todo lo que quedaba de cereal en la cocina?" yo simplemente respondí "Sí" y como consecuencia la marca roja con forma de mano que se quedó impresa en mi parte trasera me enseñó una lección muy valiosa. El problema fue que me enseñó la lección incorrecta. En vez de enseñarme a no derramar cereal por donde fuera, me enseñó a mentir la próxima vez que lo hiciera y culpar a mi hermano menor por ello en su lugar.

Aunque estoy consciente que es una historia muy divertida, la misma teoría aplica a la mayoría de las personas. Es una teoría de auto preservación muy sencilla. Además, si dijéramos la verdad todo el tiempo, habría una gran cantidad de sentimientos heridos por todos lados.

Seguramente puedes darte una idea de cuantos problemas se generarían si la gente dijera la verdad todo el tiempo. Bueno, ya hemos establecido que las personas mienten mucho. De hecho, de acuerdo con un estudio publicado en internet, una persona miente en promedio 200 veces al día, ¡200 veces! Casi 3 veces por cada 10 minutos de conversación. A su vez, un estudio conducido por la Universidad de Massachusetts en 2002 demostró que 60% de los adultos no pueden tener una conversación por 10 minutos sin mentir al menos una vez.

A medida que crecemos nuestros niveles de inteligencia aumentan y nuestras habilidades cognitivas se desarrollan aún más. Simplemente nos volvemos mejores y mejores para mentir, especialmente si obtenemos una recompensa por ello. Básicamente se convierte en una habilidad cada vez más útil conforme nos desarrollamos.

Como puedes ver hemos tenido mucha práctica que nos ha llevado a convertirnos casi en expertos. Intencional o no intencionalmente. Lo que significa que somos muy, muy buenos para mentir. Esta es la razón por la cual es tan difícil identificar una mentira. Así que, ¿qué necesitamos para derrotar a un experto? Especialmente si dicho experto practica alrededor de 200 veces por día. Bueno, cuando hayas terminado este libro, no importará si alguien es un experto en decir mentiras, porque tú serás un experto en detectarlas.

2

El peligro de los sesgos personales

ANTES DE ADENTRARNOS en la metodología hay un par de áreas que debemos explorar. Anteriormente mencione los sesgos y que estos juegan un rol muy importante en desestabilizar la habilidad de una persona para detectar mentiras. Estoy seguro de que has escuchado el dicho "el amor es ciego." Hace un par de años tenía un amigo llamado Mark.

Mark era un gran chico, pero el amor de su vida, María, era un individuo muy popular. Es poco apropiado de mi parte insinuar que era una mujer promiscua, pero puedo decirte que solía escoger su ropa interior basándose en qué tan conveniente era removerla. Mark constantemente sospechaba que María hacía cosas indebidas a sus espaldas, pero cada vez que le preguntaba ella le daba una explicación que él creía sin reprochar. Incluso cuando aún tenía dudas.

En ocasiones llegaba a casa con las rodillas enrojecidas y cubiertas de pequeñas heridas, y el cabello desaliñado, y únicamente le decía que se había caído en la alfombra del bar. Otras veces se aparecía con una marca roja en el cuello y ella le decía que había sido causado por el tirante de su bolsa de mano que generaba fricción cuando caminaba.

Desde un punto de vista externo, parece muy obvio que ella mentía y lo hacía con cierta frecuencia, pero aquí es donde la teoría de que "el amor es ciego" entra en juego. Queremos creerles a las personas. Y aún más cuando los amamos o somos cercanos a ellos. Mark no era un completo idiota, pero su sesgo le hacía creer cualquier mentira que María dijera.

Estos sesgos son algo poderoso y pueden completamente desbalancear la habilidad de una persona para encontrar la verdad. Tu cerebro entra en un estado de negación incluso cuando te presentan los hechos verdaderos. Los sesgos eligen creer la explicación menos probable que pueda generar nuestro cerebro en lugar de escuchar poco placentera verdad que grita nuestro instinto. Estos sesgos anulan cualquier tipo de pensamiento racional, así que lidiar con ellos puede ser un problema. (Veremos cómo manejar los sesgos más adelante). Por esto, las instituciones policiales alrededor del mundo no permiten a los oficiales involucrarse en ningún caso con el que tengan algún tipo de apego o interés personal. Sus sesgos pueden nublar su juicio irremediablemente.

Con esto en mente tendrás que aprender a poner tus sesgos de lado cuando implementes tu nuevo conocimiento y no permitirles impedir que llegues a la verdad. Claro, es mucho más fácil decirlo que hacerlo.

Personalmente puedo entrevistar o conversar con desconocidos y usualmente dar una opinión muy acertada sobre si están mintiendo o no. Por otro lado, después de volverme cercano a alguna persona, incluso con todos mis años de experiencia, hasta yo puedo ser víctima de un juicio nublado. De hecho, ocurrió recientemente. Cuando me presentan a alguien, naturalmente tiendo a observar ciertas señales e indicadores antes de recolectar información y formar una opinión fundamentada de la persona. Está en mi naturaleza. Sin embargo, entre más cercano me vuelvo al individuo, más se nubla mi juicio. Míralo de esta manera. Si observas la página de un libro que está colocada al otro lado de la habitación lo más seguro es que la mayoría de las personas no puedan leerla. Si esa página paulatinamente se va acercando hacia tu posición, entonces cuando haya llegado a cierta distancia podrás leerla con claridad, pero si la página se acerca demasiado a tu vista, las palabras se verán borrosas y no serás capaz de discernir lo que dice. Así que para leer a las personas tienes que aplicar un principio similar. Necesitas acercarte a ellas para poder leerlas, pero después de cierto punto debes detenerte, porque si te encuentras demasiado cerca verás con menos claridad.

¿Qué fue lo que me hizo equivocarme recientemente? Verás, estaba trabajando en un pueblo militar en el suroeste de Inglaterra. No entraré en mucho detalle, pero había sido contratado por una señorita que era considerada muy hermosa por los estándares generales de belleza, incluidos los de mi pareja anterior, Beth. Beth era una amiga considerablemente cercana de la señorita en cuestión, a quien me referiré como Rita. Cuando apenas había comenzado a conocer a Rita, ella y Beth decidieron ir a un día de spa juntas. Poco después nos encontramos en el trabajo e hice algunas preguntas inocentes sobre cómo había ido su día.

En segundos supe que Rita estaba mintiendo sobre su explicación. Por ser el tipo de persona que soy, decidí no decir nada en el momento. Después hablé con Beth, y tras unos segundos de conversación pude notar que ella también estaba mintiendo. No voy a divulgar toda la información, pero ambas estaban tratando de encubrir los eventos que realmente habían sucedido ese día y que después saldrían a la luz. Aun así, después de un par de meses, Rita y yo nos habíamos vuelto mucho más cercanos. No fue hasta que una noche me retiré del trabajo después de mi turno y me dirigía a casa que me di cuenta. ¡Recién había tenido una conversación con ella y era incapaz de saber si me estaba mintiendo o no! Simplemente había llegado al punto donde aceptaba lo que me decía como una verdad absoluta. Me había acercado tanto que mi habilidad para leerla claramente, como lo hacía al principio de la relación, se había nublado.

Por ende, tomé una decisión consciente de distanciarme mentalmente de ella para poder restaurar mis habilidades y de nuevo ser capaz de discernir si me estaba engañando o no. Una vez que me recompuse, noté que podía volverla a leer claramente. Ahí lo tienes. Nunca te sientas tonto porque te hayan mentido, incluso los mejores puede ser engañados.

3

¿Por qué mienten las personas?

EXISTEN varias razones por las cuales la gente miente, pero la mayoría del tiempo usualmente está relacionado con alguna forma de poder. No empezaré a desprestigiar a los políticos, pero estoy casi seguro de que te será fácil relacionarlos con lo que voy a mencionar a continuación. Cuando se trata de mentir, hay una relación inusual entre el poder, las mentiras, y la reacción que tiene el cerebro humano.

Cuando una persona miente para obtener poder puede enfocarse tanto en su meta que llega a ser completamente anestesiado por ese deseo de logro, de esta forma desarrolla una visión de túnel y finalmente su mente bloquea los gritos de su propia consciencia. Su obsesión con el poder supera cualquier tipo de sentimiento de culpa que se genere por el mal que están causando, este bloqueo también influye en, o mejor dicho les remueve, el deseo de no mentir.

Ciertamente la parte interesante es cómo todo esto encaja.

Realmente mentir es una acción que repercute fuertemente en el cerebro y el cuerpo. Cuando una persona miente, se eleva una hormona del estrés llamada cortisol. Los altos niveles de cortisol pueden causar cantidades elevadas de ansiedad, y generar un cóctel de emociones negativas. Sin embargo, cuando la persona en cuestión consigue obtener el poder que tanto deseaba como resultado de sus mentiras, sucede el efecto contrario, contrarrestando todas las reacciones que se producen en el cuerpo cuando se dice una mentira.

Las principales razones para mentir son las siguientes: Usualmente para obtener una ganancia personal o para protegerse a sí mismos.

1. **Recompensa/Ventaja** – Una persona puede mentir para obtener algo que no podría obtener honestamente o adquirir una ventaja en los negocios o situaciones sociales donde normalmente no la tendría si fuera honesta.

2. **Mejorar la Imagen Personal** – Este punto es bastante auto explicativo, muchas personas mienten con frecuencia para inflar su propia autoestima. Ciertamente parece ocurrir incrementalmente en las redes sociales. Las personas mienten para crear la ilusión de una mejor vida o presentar una mejor imagen.

3. **Evitar la Incomodidad** – Una persona puede mentir para evitar una situación donde esté creando un ambiente incómodo o tenso. Por ejemplo, cuando decides no llevar a tu pareja actual a tu bar favorito porque solías salir con alguien del personal, y mentirle a tu pareja sobre por qué no te gustaría ir a ese bar en especial.

4. **Auto Preservación/Protección** – Puede que digas una mentira para evitar salir lastimado o que otras personas salgan lastimadas, física o emocionalmente.

5. **Evitar sentirse Avergonzado** – ¿Cuántas veces has escuchado a una persona decir "Sí, ya sabía eso" Aun cuando estabas seguro de que no lo sabía? En lugar de admitir que no sabía, la persona miente para evitar sentirse avergonzada.

4

Desglosando el lenguaje corporal

COMO TE MENCIONÉ ANTES, el lenguaje corporal contiene la mayor cantidad de información que una persona quiere transmitir, siendo así ¿por qué no más gente simplemente lee las señales no verbales en lugar de escuchar una mentira directa? Si fuera tan sencillo, nadie mentiría por miedo a ser atrapado. A lo largo del libro, y especialmente en este capítulo, ahondaremos en el rol que juega cada parte del cuerpo en la detección de mentiras. Cabe mencionar que es importante no evitar leer o saltarte secciones de este capítulo, recuerda que es la integración de todas las herramientas que te mostraré lo que te ayudará a volverte un experto en este arte.

Sección 1: Pies sueltos

. . .

Empecemos a adentrarnos en el estómago de la ballena ¿te parece? Iniciemos con una revelación.

Si te preguntara qué parte del cuerpo revela más de una persona en términos del lenguaje corporal ¿Qué me responderías? Con los años he escuchado una gran variedad de respuestas desde ojos, cara, manos, o labios, pero la respuesta correcta sorpresivamente es ¡tus pies! Si realmente quieres saber más sobre el estado de humor de una persona, cómo piensa respecto a un tema, o sus verdaderas intenciones, entonces préstale atención a sus pies. El personal de inmigración está entrenado para observar la posición y dirección a la que apuntan los pies de una persona en el área de control de la frontera. Si los pies están mirando hacia el frente en dirección al agente de control, entonces es una señal de que todo está en orden, sin embargo, si el cuerpo está de frente al agente y los pies están apuntando en otra dirección o en dirección a la salida más cercana, entonces este es un IAP (Indicador de Alto Porcentaje) de que la persona está incómoda, está en un apuro para irse, o que posiblemente tiene algo que ocultar.

Cuando te encuentres con un amigo por la calle presta atención a la dirección en la que apuntan sus pies cuando está hablando contigo. Si están mirando hacia ti, esa persona está contenta de detenerse un momento para platicar contigo, pero si su cuerpo está de frente al tuyo y sus pies están ligeramente colocados en otra dirección, como si la parte superior estuviera torcida hacia ti y la inferior pareciera que va a salir corriendo en cualquier momento, entonces es una señal clara de que la persona tiene prisa por irse. Por cierto, no tienes porqué sentirte ofendido.

En ocasiones las personas pueden tener razones diferentes por las que necesitan retirarse, puede que haya mentido en el trabajo y no quiera ser vista yéndose de compras, o que haya comido pan con ajo y se siente avergonzada de su aliento, no necesariamente es porque no quiera hablar contigo. Por otro lado, igual puede pensar que eres un imbécil y se quiere alejar de ti lo más rápido posible. En ambos casos, sus pies seguramente te informarán de sus intenciones.

Otra forma en la que esta técnica puede ser implementada es de esta manera: Imagina que ves a dos colegas platicando y te acercas con la intención de integrarte a la conversación.

De nuevo, presta mucha atención a lo que hacen sus pies. Si sus pies rotan un poco y los tres quedan en una posición dónde, si fueras a dibujar unas líneas en el piso con tiza que empezara desde el centro y se dirigiera hacia los pies de cada individuo respectivamente, se forma una letra "Y" perfecta, es una indicación de que todas las partes están contentas de recibirte en la conversación. Si en la situación contraria tus colegas se mantienen en su posición y sus cuerpos solo están de frente el uno al otro, es una señal de que prefieren continuar la conversación sin interrupciones y, a pesar de lo que expresen verbalmente, su lenguaje corporal está diciendo que tu presencia no es bienvenida. Si en esta situación volvieras a dibujar las líneas con tiza en lugar de una "Y" dibujarías una "T".

Si te encuentras en una situación "T", entonces sólo saluda amablemente y retírate.

Yo siempre lo recordé de esta manera:

    Y = Yo soy bienvenido a quedarme.

    T = Toma tus cosas y vete.

Cuando empecé a practicar esta estrategia a veces interpretaba la T de Toma tus cosas y vete como T de ¡Te odiamos!

La realidad es que no debes sentirte ofendido por estas señales. Las personas en cuestión pueden verse más que felices de platicar contigo normalmente, pero en esa situación específica puede que estuvieran discutiendo un tema delicado y querían continuar su discusión sin la interrupción de una influencia externa. Así que no te apresures a sacar conclusiones, no todo es lo que parece.

Volvamos a los pies. Así que, ¿qué otras señales pueden emitir los pies? Seguro has escuchado la expresión "estar de cabeza por alguien" cuando una persona está enamorada, ¿verdad? Puede sonar alocado, pero tus pies pueden decir mucho sobre tus verdaderos sentimientos por otra persona. Por ejemplo, cuando ves a una pareja en una cita, si ambos tienen los pies tan cerca del otro que se encuentran casi tocándose, sin duda hay una atracción y conexión física.

Las parejas que van comenzando una relación tienden a juguetear con sus pies como una manera de coqueteo.

También demuestra la comodidad que sienten con la otra persona y atracción física hacia ella. Una noche estaba en un restaurante con mi pareja y, por costumbre, observábamos a las personas de alrededor. Y mientras mirábamos el lugar noté a un hombre y una mujer sentados juntos en la misma mesa. Eran aproximadamente de la misma edad y estaban vestidos elegantemente. Le pregunté a mi pareja cuál creía que era la historia detrás del par de individuos y ella supuso que eran compañeros de trabajo que habían viajado juntos. Cuando le pregunté por qué tenía esa opinión, ella me explicó que lo asumía por la distancia que había entre ellos al estar sentados en la mesa. Me reí vagamente y le dije mi propia conclusión. Deduje que eran una pareja que se había formado recientemente, unos seis u ocho meses máximo, y que había salido en una cita. Me miró como si hubiera quedado loco, ya que sabe que usualmente soy muy acertado en este tipo de cosas, y me preguntó cómo había llegado a esa conclusión. Simplemente le expliqué que si miraba bajo la mesa notaría que la pareja estaba sentada con sus pies casi tocándose. Incluso cuando en la parte superior parecía haber cierta distancia entre ellos, sus pies estaban angulados en dirección del otro y la distancia entre ellos era menos de media pulgada. Nos mantuvimos sentados mientras observábamos y al principio no había ninguna señal que pudiera aclarar quien estaba en lo correcto.

Al final, gracias a la frustración que se había acumulado y sus ganas de probar que yo estaba equivocado, mi pareja decidió levantarse y preguntarles directamente. Poco después regresó a nuestra mesa con una sonrisa un tanto frustrada y refunfuñando me dijo que ¡Estaban celebrando su aniversario de seis meses!

. . .

Otra manera en las que los pies demuestran atracción es a través de la elevación. Piensa en las veces que dos personajes se besan en una caricatura. Durante el beso parecen pararse de puntas y a veces, en ejemplos un poco más exagerados, uno o ambos personajes literalmente empiezan a flotar.

Ejemplos más claros de la elevación de los pies pueden apreciarse en las películas románticas, una chica puede pararse en la punta de sus pies o alzar una de sus piernas durante un beso. Viéndolo desde otra perspectiva, cuando los niños están observando animales en el zoológico tienden a pararse de puntas. Podrías pensar que lo hacen para ver mejor a los animales, pero la realidad es que sólo están expresando su emoción a través de la elevación de sus pies. O, ¿Alguna vez has estado sentado frente a una linda señorita que está usando tacones, para una entrevista o una junta quizá, y cruza sus piernas una sobre otra, y deja que el pie que se encuentra elevado se mueva vagamente o incluso lo menee de forma juguetona? Si eso sucede, créeme, ¡tienes el trabajo! Y probablemente un par más de beneficios. Esta es otra señal muy clara de coqueteo.

La elevación de los pies es una señal muy grande de felicidad, emoción, coqueteo, y, por supuesto, comodidad.

· · ·

Ahora, seguramente estás pensando: Esto es muy interesante y todo, pero ¿Qué tiene que ver esto con la detección de mentiras? Bueno, ya que estás consciente de las señales que demuestran coqueteo y comodidad, podemos discutir las señales dadas por los pies que muestran incomodidad.

De hecho, pueden ser identificadas fácilmente. Si la señal de comodidad es mover tus pies en dirección a una persona ¿Cuál crees que sea la señal de incomodidad? Por supuesto, es moverlos en la dirección opuesta. Te daré un buen ejemplo. Ya no hago mucho trabajo de campo actualmente, entreno agentes en el área de protección cercana (o guardaespaldas). Cuando estoy enseñando, coloco los asientos del aula de una manera en específica. Mi método preferido es tener los asientos en un semicírculo en dirección al frente del salón de entrenamiento donde me encuentro enseñando.

Hago esto a propósito para poder observar los pies de los estudiantes. Cuando el día empieza usualmente la mayoría de la clase tiene sus pies reclinados contra la parte frontal de la silla o colocados lo más posible hacia atrás debajo del asiento. A medida que el día progresa y los estudiantes se tornan más cómodos, sus pies tienden a extenderse hacia el frente. Algunas veces experimento con esto.

. . .

Si todos los estudiantes parecen razonablemente cómodos con sus piernas extendidas y sus pies frente a ellos, puede que intente ver sus reacciones al decirles que es hora de ponerlos a prueba y ver si estaban poniendo atención. Internamente me reiré al ver cómo sus pies regresan a esconderse debajo de las sillas. Similarmente, puede que les diga que escogeré al azar a una persona del grupo para responder una pregunta. Mientras hago la pregunta observo atentamente el lenguaje corporal de la clase y si noto que los pies de un estudiante se retraen bajo la silla, entonces sé que es un área de estudio con la que no se siente cómodo y quizá necesitaré trabajar en ella con él. Por cierto, no voy a forzar al alumno a responderme una pregunta con la que sé que tendrá problemas solo para humillarlo. Simplemente me acercaré a él durante el receso y le ofreceré mi ayuda en esa área. La mayoría del tiempo recibo una reacción muy sorprendida y un intrigado "¿cómo lo supo?" y generalmente respondo con "Es mi trabajo" y una sonrisa.

Así que con este método en mente te ilustraré una historia sobre cuando fui contratado por el cliente privado de una gran compañía para identificar a un soplón que sospechaban estaba dando información de la empresa. No puedo revelar el nombre real de la compañía, pero para no comprometer la integridad de la historia la llamaremos ABC Systems. ABC Systems no desconocía el mundo del espionaje, así que cuando sospecharon tener una fuga de información me contrataron para entrevistar al personal y ver si podía identificar quien era el culpable.

Me dieron una sala de interrogación y, como era de esperarse, todo el personal accedió a cooperar. Seamos honestos, quién no hubiera accedido, hubiera atraído la atención de inmediato. Cuando entré a la sala se sorprendieron de que mi primera requisición fuera remover la mesa del centro y hacer que las sillas se encontraran de frente a mi sin obstrucción alguna. Las salas de interrogación policial tienden a mantener una estructura formal, pero en lo personal no me hace ningún favor, y de hecho entorpece mi habilidad de leer correctamente al entrevistado. Así que comencé el proceso y, después de haber entrevistado a varios empleados, un individuo en particular, a quien llamaré Bert, era el siguiente en tomar el estrado. Ahora, déjame aclararte un par de cosas. Cuando las personas se encuentran en una situación así es natural que estén nerviosos o incómodos. Así que hay un método específico que uso para lograr mi objetivo. No me adentraré mucho en la semántica, pero básicamente es algo como esto: Al principio solamente platico y hago preguntas de conversación casual para hacer que el sujeto se sienta cómodo. Cosas pequeñas como preguntar sobre su familia, pasatiempos, etc. Luego, comienzo el muy importante proceso de crear *rapport* (empatía, conexión y entendimiento mutuo con el sujeto) con la persona a quien estoy entrevistando. Gradualmente cambio mi repertorio de preguntas unas más orientadas con el tema principal a medida que el entrevistado parece estar más cómodo. Al observar el lenguaje corporal del sospechoso puedo detectar si algún área en específico necesita mayor investigación. Así que, mientras estaba sentado conversando con Bert y escuchando sobre su familia y su amor por el golf, empezó a relajarse y mostrar señales de comodidad.

Había usado una técnica específica para establecer el *rapport* con él y sutilmente mencioné el problema original.

En el momento que la pregunta sobre vender información a fuentes externas surgió sus pies se retractaron debajo de la silla y así demostraron un nivel de incomodidad con el tema.

Lo pasé por alto y abarqué otros temas un por unos minutos. Nuevamente sus pies se resbalaron hacia afuera hasta que sus piernas estaban completamente estrechas frente él.

De nuevo, establecí el *rapport* y cuidadosamente dirigí el tema de conversación hacia la pregunta de la venta de información. Una vez más sus pies se retractaron debajo de la silla. Usé el mismo proceso una vez más por tercera ocasión y esta vez utilicé una técnica verbal, que revelaremos más adelante en este libro, y observé cómo sus pies volvieron a retractarse bajo su asiento. Solo que esta vez sus tobillos se enroscaron en las patas de la silla como si intentara colgarse de ella con sus pies. Una vez que el lenguaje corporal había corroborado mis sospechas, continué con la estrategia verbal que aprenderás después para confirmar que estaba mintiendo, y finalmente extraerle una confesión. Resultó que Bert sí había estado vendiéndole información a uno de los competidores de la compañía y yo recibí un agradecimiento personal de parte del presidente de la empresa quién estaba más que impresionado con mi velocidad y eficiencia para solucionar el problema.

Así que ahí lo tienes, los pies son probablemente uno de los mejores IAP's para detectar qué línea de cuestionamiento seguir.

Sección 2: Usa las piernas

Como ya mencioné antes, no hay una señal absoluta en el lenguaje corporal para indicar una mentira. Solo hay señales del nivel de comodidad o incomodidad de una persona sobre un tema o serie de preguntas. Estas señales te guiarán para establecer en qué dirección deberás guiar tu línea de cuestionamiento antes de poder identificar la mentira específica que quieres exponer. Así que piensa en todo el proceso como un viaje. La mentira es tu destino, el lenguaje corporal es el dispositivo de navegación que te mostrará la ruta correcta a través de señales, y luego la fórmula que usarás completará el recorrido para que llegues a tu destino. Aunque no siempre tiene que ser así de complicado. Algunas veces le harás a alguien una pregunta sencilla y sabrás inmediatamente identificar que esa persona está mintiendo simplemente por la naturaleza de su respuesta.

Veremos esto más adelante cuando sea momento de que aprendas la fórmula. Por el momento, es importante cubrir las áreas que necesitas saber sobre el lenguaje corporal.

Si seguimos el cuerpo desde los pies hacia arriba, la parte siguiente son las piernas.

Solo haré un repaso rápido sobre este tema ya que está mayormente relacionado con el área de los pies. Están unidos después de todo. Con las piernas, se puede decir que es otra de las áreas donde debes comprender las circunstancias que giran en torno a sus acciones. Solo porque una persona tiene sus piernas cruzadas, por ejemplo, no significa que está a la defensiva u ocultando algo.

Por otro lado, incluso cuando las piernas cruzadas no son una señal definitiva de incomodidad, ¡las piernas abiertas son definitivamente una señal de comodidad y más! Sin lugar a duda has escuchado la frase "le abre las piernas a cualquier sujeto que le sonría" en algún punto de tu vida. Y aunque probablemente solo estás escuchando un rumor, la frase por sí misma indica que las personas solo le abren las piernas a sujetos que les agradan. Ahora, pasemos por alto todas las insinuaciones sexuales y enmarquemos la situación de otra manera.

Imagina un padre que ha estado lejos de su hogar por trabajo finalmente retornando a casa y, cuando se encuentra a unos cuantos metros de ella, su esposa e hija pequeña lo ven caminando hacia ellas. Su hija sale corriendo emocionadamente hacia él mientras grita "¡Papi, papi!". Naturalmente él se agacha hasta su altura, doblando las rodillas y abriendo sus brazos y piernas para permitirle entrar entre ellos y darle un gran abrazo. Esta postura abierta es una clara señal de amor, comodidad, y confianza.

No es algo que harías en una situación amenazante o incómoda, por supuesto. Así que, si una persona elige sentarse con una postura abierta, entonces seguramente está cómoda con tu presencia.

Sección 3: Empelotando la verdad

. . .

Siguiendo adelante y hacia arriba. Literalmente, la siguiente parte del cuerpo que llama tu atención son los genitales.

Obviamente los genitales son una parte extremadamente vulnerable del cuerpo, entonces si los genitales están bien protegidos, como cuando las piernas de una persona están cruzadas, puede ser una señal de una postura a la defensiva.

Uso la palabra *puede* simplemente porque, como dije antes, existe la posibilidad de que la persona solo quiera sentarse con las piernas cruzadas. Esta es un área que debes de examinar con cuidado para no equivocarte. De todas formas, es lógico pensar que si una persona no siente la necesidad de proteger sus genitales puede que se pare o siente con una postura abierta. Si una persona se siente amenazada o incómoda, es una gran posibilidad adopte una posición que mantenga sus genitales protegidos.

Mientras estamos en esto, mencionaré el enmarcamiento de los genitales. Esto es más aparente en los hombres (usualmente en los más jóvenes) y es un intento inconsciente de destacar su dominancia sexual y demostrar sus necesidades masculinas. El enmarcamiento genital se refiere a cuando un hombre se para con sus manos al lado de sus genitales, en ocasiones con los pulgares alzados para casi, literalmente, formar un marco alrededor del área, un grito mudo que dice "mírame". En ocasiones, meterá sus pulgares en sus bolsillos o los aros de su pantalón y colocará las palmas de sus manos hacia abajo contra sus muslos y de esa forma completará el marco. Puedes estar pensando que una persona no puede ser evidente y si lo fueran se vería tan mal que te darías cuenta de inmediato. Bueno, estás equivocado, lo veo con frecuencia y generalmente pasa desapercibido. Si quieres un ejemplo de cómo esto sucede lo verás con frecuencia en el baile en línea o "country americano", los pulgares en la pretina del pantalón y los dedos enmarcando los genitales mientras bailan. En las generaciones más jóvenes lo he visto en varias portadas de álbumes musicales, donde los cantantes tienen los pulgares ensartados en la pretina de sus pantalones vaqueros o sobre la hebilla del cinturón mientras el resto de sus dedos apuntan hacia abajo a los lados de sus genitales. Ahora que lo he mencionado probablemente empezarás a verlo todo el tiempo. No es necesariamente relevante para la detección de mentiras, pero ciertamente te ayudará a leer a una persona cuando se trata de su lenguaje corporal.

· · ·

Mientras estamos en el área de la ingle hablaré de una acción que es realizada con más frecuencia por hombres que por mujeres. Esto te resultará un poco contradictorio con otras partes del libro, pero cuando un hombre se torna confiado y desafiante probablemente se siente con la entrepierna abierta, dejando expuesta su área genital. Los psicólogos dicen que este tipo de lenguaje corporal eleva la testosterona y reduce el cortisol. Esta simple acción de una persona de exponer el área de su entrepierna les permite sentir poder y fortaleza gracias cambios hormonales que genera. En este punto la auto confianza de la persona se encuentra tan elevada que se vuelve engreída. Tiene una mentalidad de "¡No conseguirás nada de mí!"

Sección 4: El instinto

Hemos recorrido la mitad del cuerpo y ahora nos encontramos en el torso. De nuevo, puede que te encuentres pensando que no hay mucho que el torso pueda hacer para indicar los pensamientos de una persona. Pero puede que te sorprendas. En una situación donde una conversación entre dos personas está tomando lugar y la persona (A) dice algo con la que la persona (B) no concuerda, entonces lo más probable es que percibas una acción por parte de la persona (B) donde se inclina ligeramente hacia atrás y mira de manera inusual a la persona

(A). Todo este tiempo los pies de la persona (B) se mantienen fijos en su posición. Sus piernas se mantienen erguidas y la única parte que se mueve es el torso. Lo he visto suceder un millón de veces.

En una ocasión estaba observando a dos chicos (un supervisor y un chofer) que supervisaban un camión que estaba siendo cargado. Los trabajadores acomodaron las cajas en la parte trasera del camión y a la mitad de la conversación el conductor dijo.

"No creo que logremos poner muchas más dentro."

Haciendo referencia a las cajas que estaban siendo cargadas en la parte trasera. El supervisor repentinamente se inclinó hacia atrás y en diagonal con una mirada de horror en su rostro. Su respuesta explicó por completo su reacción cuando preguntó.

"¿A quién estás llamando lento?"

Aunque la interacción fue bastante divertida, el inclinamiento del torso indicó la sorpresa y la diferencia de opinión instantánea con la afirmación del chofer. Incluso cuando solo había malentendido lo que había dicho. ¿Por qué lo hacemos? Bueno, el torso contiene todos los órganos vitales del cuerpo así que es crítico para sobrevivir. Con esto en mente intenta darte cuenta de que la mente no conoce la diferencia entre un desacuerdo físico y un desacuerdo verbal/teorético. La parte primitiva de tu cerebro simplemente sabe que tiene que protegerte físicamente.

Debido a esto la reacción inmediata es mover las partes valiosas lejos de la amenaza. Todo se resume al sistema límbico del cerebro que está creado únicamente para proteger el cuerpo, sin embargo, esa función se creó originalmente para tiempos más primitivos. En la época de los cavernícolas las cosas no se solucionaban con una conversación civilizada. Un desacuerdo con una persona generalmente se tornaba en una amenaza física. Aunque el cuerpo humano ha evolucionado un poco, las funciones primitivas del cerebro se han mantenido. Para revelar la extensión de esta reacción, lo he visto incluso cuando las personas leen un comentario insultante con el que no concuerdan en el internet. Por eso usé la palabra "teorético" en mi explicación.

La relación del torso con el lenguaje corporal se extiende mucho más aún. No tanto en cómo se mueve el torso, sino cómo nos movemos para proteger al torso. Por ejemplo, si un individuo se siente vulnerable puede sentarse en una posición donde sus pies estén sobre el asiento con sus rodillas contra su barbilla, piernas juntas, y brazos rodeando la parte baja de sus piernas para mantenerlas juntas. Similar a la posición fetal con las piernas abrazadas. Esta es otra forma de proteger los órganos vitales. Obviamente en situaciones como una entrevista de trabajo o una charla, ver a alguien ponerse en esta posición es poco probable, así que otras acciones pueden ocurrir con la misma intención. Usar sus brazos para proteger el torso (incluso momentáneamente).

Por ejemplo, juguetear con las mangas de su traje, abotonarse la chaqueta, y por supuesto cruzarse de brazos.

Intento no usar tanto el ejemplo de los brazos por el estigma que lo acompaña, pero realmente puede indicar cierto nivel de incomodidad. Como mencioné antes, también puede significar que solo quería cruzarse de brazos. Sin embargo, los otros ejemplos, como juguetear con las mangas del traje y los botones, etc. Son una señal más clara de incomodidad con una pregunta o situación. Esta es la parte que quiero enfatizar, especialmente si los botones o la manga no necesitan ningún ajuste. Si la manga del traje de una persona estaba desalineada y simplemente está arreglándola, entonces no hay problema, pero si no hay nada desalineado o desajustado y la persona aun así juguetea con ella, entonces puedes tomar su reacción como un IAP y tomar nota mental de que la persona se siente incómoda con tus preguntas.

Dado a que estamos en la región, creo que es relevante mencionar un pequeño dato sobre el estómago. Cuando una persona está nerviosa o estresada el cerebro y el estómago están en comunicación directa el uno con el otro. El estómago tendrá una reacción cuando una persona sienta estrés o ansiedad. Hay una teoría que indica que la razón por la que sentir miedo provoca que la gente vomite tiene base en los días primitivos de la humanidad.

Una amenaza física significaba que probablemente debíamos huir corriendo y para disminuir la carga nos deshacíamos de cualquier cosa que no necesitáramos. Vaciar el estómago significaba que estaríamos más ligeros y por ende correríamos más rápido. Esta es la razón por la que el miedo nos retuerce el estómago. Ten en mente que si escuchas sonidos rasposos provenientes del estómago de una persona, es posible que se sienta ansiosa o estresada.

Sección 5: Apilando las cosas

· · ·

También existen otras maneras en las que el torso puede darte pistas sobre los pensamientos y sentimientos de una persona. Hace un par de años fui contratado por una pareja de alto estatus social quienes estaban preocupados por su hija de 24 años, quien insistía tenía un acosador y vivía con miedo de él. La pareja trabajaba lejos de casa con frecuencia y su hija se encontraba sola la mayoría del tiempo. De nuevo, no voy a revelar el verdadero nombre de la chica en cuestión, pero para facilitar la explicación la llamaré Gina. Acepté la misión de Seguridad Residencial en la casa de Gina y todo parecía ir bien durante la primera semana. Ella no parecía ser la niña rica, inmadura, y malcriada que había esperado que fuera, en su lugar era una 24 añera de buenos modales y pies en la tierra. Incluso cuando Gina parecía un poco nerviosa en ocasiones, al final de la primera semana realicé los chequeos de rutina y llevé a cabo mis responsabilidades sin percibir señales de algún acosador.

Al principio de la segunda semana ya conocía a Gina bastante bien (siempre manteniendo la relación profesional) y la mayoría de los días podíamos sentarnos a tener una charla amigable. No fue hasta el inicio de la tercera semana que algo inusual sucedió. Una noche estábamos en el sofá del cuarto familiar, un par de horas antes de que fuera su horario usual de dormir, y de repente me preguntó si alguna vez le había disparado a alguien. Le respondí lo siguiente "Sí, ¿por qué preguntas?" a lo que ella respondió "Oh, solo preguntaba."

· · ·

No necesitas un diploma en psicología para saber que su respuesta aparentemente desinteresada era sólo un anzuelo. Así que le seguí el juego y continué la plática. Ella quería saber si yo le dispararía a su acosador si este forzaba su entrada a la casa. Y aunque parecía ser solo un deseo racional de sentirse segura, había algo extraño en su lenguaje corporal. No pude identificarlo de inmediato, así que decidí investigar un poco más. Continué la conversación y empecé a preguntar unos cuantos detalles más sobre el acosador. Las campanas de alarma empezaron a sonar en mi cabeza. En una manera muy casual y benigna le pregunté cuántas veces realmente lo había podido ver, qué era lo que usaba, y cómo podía estar segura de que era la misma persona. Después de esto pude detectar un par de patrones en ella.

Cuando le demostré mi apoyo para solucionar su predicamento, su lenguaje corporal era abierto, pero cuando le cuestioné sobre puntos específicos del acosador sus pies se retrajeron encima del sofá. Después, un par más de indicadores para detectar una historia inventada surgieron cuando pregunté más a fondo sobre el hombre en cuestión. Tomó los cojines decorativos que estaban a su alrededor, el primero lo abrazó contra el área de su estómago. Este es un IAP de que una persona está incómoda. Claro, esto es entendible cuando se habla de un tema tan serio como el de un acosador, así que las condiciones de la situación me engañaron por un rato hasta que fui capaz de poner todas las piezas juntas.

Decidí acercarme desde otro ángulo y fue ahí donde la verdad salió a luz. No era hablar sobre su acosador lo que la había puesto incómoda. Lo que generaba su incomodidad era el hecho de que yo podía averiguar que había inventado toda la historia. Su intento por llamar la atención se había salido de control. No tenía otra opción más que continuar con el engaño, incluso hasta el extremo de permitir que sus papás contrataran a un operativo de protección personal para vivir en su casa con ella mientras ellos estaban lejos. Hasta el día de hoy, no tengo la más mínima idea de qué tan lejos hubiera llevado su mentira, y me alegro de nunca haber tenido la oportunidad de descubrirlo.

En conclusión, el que protegiera su torso con los cojines era una señal de incomodidad y las personas tienden a poner barreras en frente de ellas cuando se sienten incómodos con una situación.

Esta acción es una manera inconsciente de protegerse. Cuando no hay objetos físicos para poner frente al cuerpo es el momento en el que las piernas y los brazos juegan un rol de protección. Sin embargo, como cada regla, tiene excepciones. El mover tus brazos enfrente de ti no *siempre* representa un método de protección. Toma de ejemplo cuando le presentas un regalo a una persona que quieres, y la persona aplaude las manos frente a su torso con los codos doblados. Esta acción puede ser una señal de emoción, amor, y agradecimiento. Aunque solo cuando sucede naturalmente y no es forzado puedo darme cuenta de inmediato. El punto principal es que cubrirse el torso no es necesariamente una señal que indica incomodidad. Es tu responsabilidad establecer una base y dinámicamente entender la situación para tener un mejor juicio.

Sección 6: Tirarse la soga al cuello

Pasando el área del pecho, la siguiente parte en el cuerpo es el cuello. Otra de las áreas vulnerables (especialmente la garganta) que son vitales para sobrevivir. Bloquear el área de la garganta puede con cierta certeza significar un engaño. Por ejemplo: Recientemente salía con una chica llamada Lexi. Una mujer muy atractiva con cabello negro, largo y sedoso, quien podría perfectamente formar parte de un elenco de reality de televisión. Después de nuestra primera cita regresamos a mi departamento, y luego de un par de copas de vino pasó la noche conmigo. Al día siguiente nos levantamos y la llevé a desayunar.

Mientras tomábamos el desayuno le pregunté cuánto tiempo había estado soltera. Su respuesta fue un tanto evasiva, algo como "Oh, llevo un tiempo soltera, no estoy completamente segura."

. . .

Ahora, algo que sé con seguridad sobre el sexo opuesto, es que cuando se trata de horas y fechas pueden ser un calendario andante. Esa era una señal de alarma pequeña, ya que podía ser que simplemente se sintiera avergonzada de decir la verdadera cantidad de tiempo. Lo que realmente me llamó la atención fue cuando le pregunté sobre su relación anterior y cómo había terminado y empezó a juguetear con el dije que colgaba de su collar. Lo movía de lado a lado por los nudos de la cadena. De esta forma podía mantener su mano cubriendo el área de su garganta No la presioné demasiado, debido a que era claro que no se sentía cómoda hablando de su relación pasada.

En nuestra siguiente cita, de nuevo vino a mi departamento y nos sentamos a ver una película con una botella de vino y una vasta selección de bocadillos. Con los años he trabajado con una gran variedad de personas diferentes y he escuchado todo tipo de historias, e incluso experimentado de primera mano esas situaciones, donde oficiales en cubierto se han puesto deliberadamente en una situación donde la posibilidad de ser descubiertos era alta.

. . .

La razón para esto es sencilla. Dentro de sí mismos todos saben que mentir está mal y no pueden evitar sentirse culpables por engañar a las personas, incluso si ese engaño puede resultar como algo positivo a largo plazo. A medida que un agente encubierto, oficial, u operativo se acerca a su objetivo, se sabe que es posible que generen cierto apego, o volverse amigos muy cercanos de la persona objetivo (y en algunas ocasiones incluso enamorarse de ella). Las tácticas de autosabotaje, como tomar riesgos que los podrían poner al descubierto, surgen de los sentimientos de culpa y del deseo subconsciente de ser castigados por su engaño.

¿Qué tiene que ver esto con mi romance con Lexi? Bueno, después de un par de citas pude sentir que algo no era necesariamente como parecía ser. Realmente no pude detectarlo de inmediato, pero estaba seguro de que algo no estaba bien. El primer par de semanas pasamos una considerable cantidad de tiempo juntos, pero de repente se volvió más complicado hacer que se comprometiera a verme a una hora o día en específico, y luego simplemente aparecía al frente de mi casa para pasar la noche conmigo. Decidí llegar al fondo del asunto, así que nos sentamos en la sala y empecé a hacer preguntas específicas. Poco tiempo pasó y finalmente me reveló la verdad: ¡tenía novio! Cuando me conoció por primera vez, él estaba en Las Vegas de vacaciones con sus compañeros, y mientras él disfrutaba su tiempo con juegos de azar, ella disfrutaba su tiempo conmigo. Ella insistió que nunca debió haber llegado más lejos, pero que no podía evitarlo y quería seguir viéndome. No necesito decir que, incluso con lo hermosa, decidí terminar la relación... la mañana siguiente, por supuesto.

Lo que desató mis sospechas fue el jugueteo con él dije de su collar. Otras señales que demuestran que una persona se siente incómoda con la conversación o que probablemente está mintiendo son: jalar el collar de su camisa con su dedo índice, o, una de las más comunes es, frotar su mano contra su nuca. Como si se estuviera dando a sí misma un pequeño masaje.

Sección 7: Con los brazos al aire

A continuación, cubriremos el área de los brazos. Nuestros brazos son nuestros escudos naturales. Nuestra primera línea de defensa en un ataque y nuestra manera instintiva de bloquear amenazas que se aproximen. Solo tienes que observar deportes como el box por un par de minutos para ver qué tan efectivos son nuestros brazos para ser nuestra manera de protección física. Así que es justificable que cuando una persona se siente amenazada su respuesta inmediata, y a veces inconsciente, sea proteger su cuerpo con los brazos. En una situación física donde un altercado parece inminente una persona puede poner los brazos frente a ella con las palmas abiertas para intentar mantener la distancia contra el asaltante. De esta forma protegen los órganos vitales del cuerpo.

En una situación donde la persona está siendo cuestionada, se verían un poco sospechosos si realizaran la misma acción, así que en lugar de ello encuentran otra manera de poner los brazos frente a ellos. Un ejemplo puede ser, como seguro habrás adivinado, cruzarse de brazos.

Como dije al principio de este libro, no hay una acción universal que el cuerpo realice que indique al 100% que una persona está mintiendo. Solo existen indicadores del nivel de incomodidad de una persona con cierta situación o tema. Es tu responsabilidad primero establecer una base sobre si esto es una acción normal o no, y dinámicamente determinar si debes seguir una línea específica de cuestionamiento para conseguir la verdad. Cubriré el método específico para revelar la mentira, así como la técnica para extraer una confesión, más adelante. Volvamos a los brazos. ¿Cruzarte de brazos significa que estás a la defensiva? La respuesta es sí y no. Puede significar, en una situación donde no es una acción normal para una persona, o cómo esa persona normalmente se para o sienta. Al mismo tiempo puede no significar nada si esa persona frecuentemente se cruza de brazos. Lo dejo a tu juicio.

Sección 8: ¡Manos arriba!

Continuemos explicando las señales del lenguaje corporal que son mucho más certeras para revelar el estado mental de una persona.

Nos movemos hacia abajo hasta las manos y cómo pueden revelar mucho más de lo que crees. Dividiré esto en dos secciones y empezaré con la parte más corta primero.

Las manos revelan mucho sobre los pensamientos de una persona. No solo como las colocan, sino también con el tacto. Sin adentrarnos mucho en la teoría del espacio personal, es poco común que una persona esté haciendo contacto físico constantemente con otra en una conversación o situación social casual. Un apretón de manos o una palmada en la respalda es el límite usual. Así que, si te encuentras conversando con una chica hermosa que constantemente te está tocando, entonces es una muy obvia señal de coqueteo.

. . .

Puede que te empuje juguetonamente o encuentre excusas para tocar tu brazo, incluso si están disfrazadas detrás de razones tontas como que le guste el material de tu camisa o algo similar. Esto ha existido por años y recientemente he trabajado con un par de señoritas que me han confirmado que aún es verdad, incluso con las generaciones más jóvenes. Por supuesto, disfracé la razón de mi pregunta detrás de algo más. Como dijo un antiguo compañero de la central de inteligencia "Cuando tengas dudas ¡pretende ser estúpido!" y este consejo me ha servido muy bien a través de los años.

¡Las personas tienden a revelar mucho más si creen que eres estúpido! Pero volvamos al tema, las manos de una mujer realmente pueden revelar los sentimientos que tiene hacia ti. Que te toque en cantidades regulares es una señal definitiva de atracción, a no ser que sus manos estén continuamente tocándote, agarrándote por el cuello, ¡y apretando tu garganta!

Otra forma en la que las manos pueden mostrar los sentimientos de una persona es cuando frotan otra parte del cuerpo. Por ejemplo, si una persona está sentada y comienza a frotarse los muslos con las palmas de la mano o parecen limpiarse las manos encima de sus piernas, es un comportamiento para generar calma. Me debatí si poner esto en la sección de las piernas o la sección de las manos porque es una combinación de ambas, pero untar las manos en la parte superior de los muslos es una señal de auto consuelo.

Y por supuesto solo te consuelas a ti mismo en un momento donde te sientes incómodo. Así que si estás conversando con alguien y la persona empieza a frotar sus manos en la parte superior de sus piernas puedes tomarlo como una afirmación no verbal de que la persona está incómoda con la situación o el tema. Para llevarlo un paso más allá, si una persona se torna extremadamente incómoda con lo que está sucediendo puede llegar al extremo de esconder sus manos. Posiblemente se siente sobre ellas, o se cruce de brazos y las inserte en un área donde no sean visibles, o estén cubiertas detrás de una prenda de ropa. Por otro lado, una persona que se sienta confiada tendrá las manos expuestas.

Alguien que tenga una excepcional confianza en sí mismo puede incluso extender sus dedos frente a ella sin importar si está parado o sentado. Cerca del final, en esta sección llegamos a los pulgares. Con la excepción del enmarcamiento genital (que mencioné antes), el insertar los pulgares en los bolsillos o quitarlos de vista en general es otra señal que revela falta de confianza o un sentimiento de incomodidad.

. . .

Finalmente te enseñaré un IAP que es una de las señales más certeras de que una persona te está engañando u ocultando la verdad. Contrario a las regulaciones de otros países, en el Reino Unido no necesitas una licencia o permiso para ser un investigador privado. Cualquiera puede tener un local y emprender su negocio de investigación privada. Pero volverlo un negocio sólido es una historia completamente diferente. Antes de llegar a la cima de la comunidad de inteligencia empecé desde la parte más baja. Las cosas más banales como notificar sobre demandas, investigaciones para aseguradoras, y seguir a personas que trabajaban aun cuando recibían apoyo para desempleados por parte del gobierno. Construí bastante rápido una reputación en la industria como un hombre que siempre daba resultados.

Buenos y rápidos. Lo irónico de esto es que, aunque siempre trabajaba como freelance, nunca fundé mi propia compañía de investigaciones.

Después de varios años de trabajar por mi cuenta en la industria, aún me contactan de vez en cuando sin importar que raramente hago trabajo de campo. En esta ocasión en particular me contactó un hombre de una compañía de inteligencia privada en crecimiento con una propuesta interesante. No te diré el nombre de este hombre, pero por el momento llamémoslo Barry. Organizó una junta conmigo en un hotel de alta categoría, con comida gourmet, y una propuesta que sonaba bastante interesante. El lenguaje corporal de Barry mostró signos de confianza durante toda la conversación, y entre más hablaba de la propuesta más confianza emitían su tono de voz y su cuerpo. Sin embargo, algo cambió cuando terminó su presentación y me preguntó si tenía alguna duda. Sin importar lo atractiva que sonara la idea, ciertamente tenía un par de preguntas, cada vez que respondía las partes más complejas hacía una acción de frotación con sus manos. Como si se las lavara sin jabón ni agua.

Ahora, esta acción también puede ser realizada cuando alguien está emocionado, pero ya que no lo había hecho en ningún otro momento de la junta y yo ya había sido capaz de establecer una base sobre sus acciones normales cuando conversaba, sabía que esto era una expresión de incomodidad con ciertas preguntas y que no estaba siendo del todo honesto. No dije nada en ese momento y esperé a recibir su correo electrónico con las condiciones de la propuesta redactadas en forma de contrato, y estas eran muy distintas a las condiciones que habíamos acordado durante la reunión.

Además de ello, las áreas específicas sobre las que había preguntado definitivamente no eran como Barry las había descrito. Por supuesto rechacé la empresa amablemente y ni siquiera me molesté en intentar negociar, no quería desperdiciar su tiempo y ni el mío.

. . .

En resumen, si no hubiera identificado la acción de Barry al juntar sus manos durante partes cruciales de mi cuestionamiento, puede que no hubiera prestado la debida atención a esas áreas donde creía que no estaba siendo del todo honesto conmigo y hubiera accedido a las condiciones del contrato. De nuevo, frotarse las manos no es una acción a prueba de tontos para detectar engaños, solo fue el hecho de que era una acción anormal por parte de Barry lo que me alertó que estaba ocultando parte de la verdad.

Sección 9: Enfrentando la verdad

Hemos trabajado desde abajo hacia arriba hasta llegar al cuello, por ende, es obvio que seguiremos con la cabeza. Empezaremos con una acción calmante sencilla como usar la parte de atrás de tu mano o dedos para frotarte las mejillas. Si tuviera que adivinar, diría que esto tiene origen cuando los padres usan la parte de atrás de sus dedos para amorosamente acariciar las mejillas de un recién nacido.

El bebé se siente amado por el padre que está acariciando su mejilla con afecto y para calmarlo, de esta manera futuramente esta persona realizará la acción de una persona acariciando su propia mejilla para calmarse a sí misma. No hay una prueba científica de esto, simplemente es mi opinión de dónde se pudo haber generado. Lo he visto muchas veces.

Otra señal de que una persona está tratando auto reconfortarse, es el inflar sus mejillas y seguidamente dejar salir suspiro. Está acción de inflar se puede ver después de casi fallar en algo o haber estado a punto de que algo negativo sucediera.

Imagina que alguien evitó un accidente por poco e inmediatamente infla sus mejillas y dejan salir un suspiro de alivio largo y fuerte. Similarmente, el inflar las mejillas y dejar salir el aire mientras se responde una pregunta también es un IAP de que alguien no está siendo completamente honesto o está incómodo con el tema, etc. Interpretalo como si estuviera físicamente intentando restringir la pregunta hasta que las palabras eventualmente escapan en un suspiro. Esto usualmente es una buena señal de que una persona está posiblemente estresada por una pregunta o tema y puede que su respuesta no sea del todo honesta.

. . .

Continuando en esta área, movámonos a estudiar los labios. Esta área puede ser muy importante cuando se trata de encontrar IAP's.

Cuando existe preocupación, estrés, o ansiedad los labios tienden a comprimirse. Cuando llevaba a cabo mi entrenamiento de manejo evasivo, mi instructor primeramente me dio una demostración de sus habilidades, fue un recorrido iluminador. Te puedo asegurar que la primera vez que estuve en un carro con él mi pulso se sentía como un golpeteo en mis venas. Los agentes de inteligencia ingleses aprenden a manejar gracias a instructores de manejo avanzados de la policía quienes les enseñan a maniobrar tácticamente a altas velocidades a través de tráfico pesado y áreas con obstáculos sin la ayuda de luces y sirenas. Así que créeme cuando te digo que las habilidades que este instructor me enseñó fueron las más básicas y aún así aceleraron mi adrenalina.

¿Por qué es esto importante? Bueno, ¿Alguna vez has sido pasajero en un automóvil a alta velocidad? Te aseguro que si, en algún punto. ¿Y un vehículo que está siendo manejado peligrosamente? Desde mi experiencia personal, sé que involuntariamente presionaba mi pierna fuertemente contra el piso, como si estuviera pisando un pedal de freno imaginario. No está ahí. Todos sabemos que no está ahí, pero por alguna razón la gente lo hace de todas maneras. Puede que incluso sea una conducta calmante. El punto es que ciertas situaciones pueden hacer que tu cuerpo reaccione de ciertas maneras. Así como a alta velocidad tu pie se presiona contra el suelo, cuando una persona está ansiosa, estresada, o mintiendo tenderán a apretar los labios.

Está acción se relaciona a lo que mencionaba antes, la persona está intentando encarcelar las palabras y evitar que escapen de su boca. El deseo de no mentir provoca que apriete los labios fuertemente. Entre más fuerte los presionen, más parece que los labios desaparecen de la cara, y en casos de extremo estrés, ansiedad, o una gran preocupación, los extremos de la boca se curvan hacia abajo. Como una sonrisa de cabeza.

Las sonrisas también pueden ser un indicador de los sentimientos de una persona. Una manera simple de identificar si una sonrisa es genuina o no es mirar a los ojos. Si la boca muestra una sonrisa, pero los ojos de la persona no se han movido, entonces la sonrisa es falsa. Una sonrisa verdadera fuerza a los extremos de la boca a moverse hacia los ojos, mientras que una sonrisa falsa las mueve hacia las orejas y la emoción demostrada en los ojos es poca.

Parar o apretar los labios también es un IAP de que la persona no está de acuerdo con algo que se ha dicho o está pensando en una posible alternativa. El apretón de labios se puede ver con frecuencia en interrogatorios policiales.

Puede que un sujeto sospechoso apriete los labios para demostrar desacuerdo con un investigador que tiene la información incorrecta.

Es algo en lo que los agentes de cumplimiento de la ley se fijan cuando presentan evidencia incorrecta. Una táctica que es frecuentemente usada por la policía.

Por ejemplo, recientemente le hice una recomendación a un sospechoso, que era inocente, en uno de mis casos. De nuevo, no revelaré el nombre de la persona o la naturaleza del supuesto crimen, pero para efectos de este libro lo llamaremos Phillip. Phillip fue llevado a la estación de policía para ser interrogado y le dijeron que tenían 262 fotografías que él había enviado a una tercera persona donde él cometía un crimen. No era cierto, así que ¿Por qué lo dijeron? Explicado sencillamente, la mayoría de las personas en esta situación gritarían "¡Claro que no! ¡Estás equivocado, yo solo envié 4 fotos!" sin darse cuenta de que, en lugar de hacer quedar a la policía como idiotas por tener su información incorrecta, simplemente habían confesado a mandar 4 fotos y por ende a cometer el crimen. Estando en esta situación Phillip apretó los labios cuando le presentaron la información incorrecta y simplemente dejó salir una risa sarcástica y respondió "Sin comentarios". Tal como le había sugerido.

Esto le hizo saber al oficial que, aunque Phillip había respondido "sin comentarios", estaba consciente de que no tenían la evidencia que decían. Algunas personas no solo aprietan los labios, sino que también los mueven hacia un lado mientras piensan.

Lamerse los labios es otra señal de nerviosismo. Tampoco significa exactamente que una persona está mintiendo, pero es otra acción calmante. Claro que no debes confundirla con las veces que se usa para coquetear. Un viejo truco que me enseñaron para hacer que una mujer te bese es usar el método del triángulo. Imagina que estás hablando con una chica y trazas un triángulo isósceles de cabeza entre sus ojos y su boca. Los ojos son las esquinas y la boca su punta. Es indispensable empezar con contacto visual. Párate frente a ella y mientras conversan mueve tu mirada de arriba abajo sobre el triángulo. De sus ojos a su boca repetidas veces. No muy rápido o pensará que estás teniendo una convulsión.

· · ·

Lenta y sutilmente. Mientras hace esto, lame tus labios y continúa escuchando lo que te dice. No pasará mucho rato antes de que te esté besando o esté pensando en besarte. Si era lo que buscabas, te enterarás de que está pensando en ello, y tarde o temprano estará sucediendo. Obviamente, ayuda crear tensión sexual antes, pero eso es para otro libro.

Cubrirte los labios con los dedos es otra señal de falsedad. Siempre procuro pensar en este tipo de acciones como si la persona estuviera bloqueando su boca con sus dedos o mano para impedir que las palabras salgan. Simplemente porque inconscientemente desean no mentir.

Siguiendo hacia arriba hasta la nariz, creo que verás que es un área fácil de conocer.

Arrugamos la nariz naturalmente al ver cosas que no nos gustan. Por ejemplo, piensa en la expresión que hacemos cuando detectamos un mal olor. El arrugar la nariz puede suceder en cualquier momento para indicar asco, desagrado, o desapruebo. Si haces una sugerencia, por ejemplo, y la persona con la que estás hablando arruga la nariz por un segundo, entonces no concuerdan contigo.

. . .

Hay otra manera en la que la nariz puede demostrar engaño, y no, no es que crezca cuando estás mintiendo. Un dato interesante que puede que no conozcas es que hay tejido eréctil en la nariz y la sangre corre hacia ella cuando te sientes estimulado. Con la subida de la adrenalina el cuerpo humano entra en un modo de huir o pelear, este tejido eréctil crea una sensación y puede hacer que una persona se rasque o frote la nariz repetidamente. Supongo que ya no tengo que enfatizar que esta acción puede ser causada por nervios y no necesariamente es una señal definitiva de mentira.

Sección 10: Con la frente en alto

De la misma forma que la nariz se arruga para comunicar asco o desaprobación, una frente arrugada es una forma sencilla de detectar incomodidad y ansiedad. Mientras hablamos de la frente, observa con cuidado en qué dirección apunta. Si apunta hacia arriba, esto es una señal de confianza en uno mismo.

Piensa en alguien de la realeza, cómo camina, con la nariz al aire y la frente hacia arriba. Con mucha confianza mientras se contonean. Ahora piensa en lo contrario, una persona que mira hacia abajo mientras camina, esto indica poca confianza o preocupación. Observa con atención y es casi como si quisiera insertar su barbilla en su cuello.

. . .

Un pedazo de información extra es: girar tu cabeza hacia la derecha te hace ver más atractivo e inclinarla un poco a la izquierda te hace ver más inteligente. Aunque no realizaría los movimientos al mismo tiempo, o tendrá el efecto contrario.

Otra forma en la que la cabeza puede revelar los verdaderos pensamientos de una persona es por sacudidas pequeñas de la misma cuando responden que sí a una pregunta o asentamientos de cabeza cuando responden que no. Puede que pienses que notarías una acción como esa, o que es muy obvia, pero he visto que suceda con más frecuencia de la que crees. Hace solo un par de días ví a dos personas conversar y cuando la chica le preguntó a su amigo si había recibido su mensaje, el respondió "no" pero asintió con la cabeza. Fue tan ligero que fue casi imperceptible, pero supe instantáneamente que estaba mintiendo.

Sección 11: Micro expresiones

Los agentes y trabajadores de inteligencia frecuentemente usan ingeniería social y PNL (Programación Neuro Lingüística) para ayudarse a reclutar nuevos activos o fuentes de información. Explicar qué es la PNL, puede ser un poco difícil, ya que es un área con muchas ramas. La manera más sencilla de definirlo en su totalidad es como una forma de control mental. Ahora, sé que esto suena un poco extraño, pero no es lo que seguramente estás pensando. Vagamente es una combinación de hipnosis y una presentación de ventas. Es una manera de convencer a una persona de usar ciertas señales o "anclas" como se les llama oficialmente por los que practican la PNL.

Personalmente soy un Hipnotista y Practicante de la PNL calificado. Depende de ti si crees en esto o no. No hay forma de ignorar el hecho de que la mente es una entidad muy poderosa y si puede ser accesada correctamente, entonces también puede ser utilizada correctamente.

Permíteme explicarte un poco más sobre la PNL. Empezaré por algo que llamamos anclas. Establecer un ancla es una forma de condicionar. Puedes "establecer" un ancla en una persona de muchas maneras. Una de las maneras más fáciles de explicar cómo y por qué querrías hacerlo es esta: Asumamos que quieres que tu esposa visite a tus padres el fin de semana, pero sabes que ella no estará entusiasmada de ello. Si pudieras establecer un "ancla positiva" Entonces solo necesitarías "disparar" esta ancla positiva en el momento que hagas la pregunta.

Esto generará un buen sentimiento sobre ir con tus padres el fin de semana y al final accederá, aunque odie a tu madre. Así que, ¿Cómo se establece un ancla positiva? Bueno, existen varias maneras de hacerlo, pueden ser físicas, auditivas, o visuales. Para empezar, estudiemos cómo establecer un ancla física. Cada vez que tu esposa esté de muy buen humor, se sienta bien, reciba buenas noticias, se ría, o le des un regalo sorpresa que sabes que la exaltará, simplemente toca su codo.

Funciona de una manera muy similar a Pavlov y sus perros.

Pavlov solía sonar una campana cada vez que ponía comida para sus perros. Después de cierto tiempo ellos asociaron la campana con la hora de comer y empezaba a salivar cada que esta sonaba y la comida era puesta en frente de ellos.

Eventualmente, Pavlov podía sonar la campana y los perros salivaban sin necesidad de la comida, gracias a que relacionaban el sonido de la campana con la hora de comer (Este es un ejemplo de ancla auditiva). De la misma manera, tu esposa asociará ser tocada en el cobo con un sentimiento positivo, entonces cuando le hagas una pregunta y estés tocando su codo al mismo tiempo, la asociación disparará un sentimiento positivo y es más probable que acceda a tu solicitud.

Las anclas positivas pueden simplemente ponerte en un buen humor y darte un buen sentimiento. Visualízalo así: ¿Conoces una canción que cuando la escuchas te pone de muy buen humor? Puede que no puedas pensar en una razón específica, pero solo con escucharla tu ánimo se eleva.

Esa canción es un ancla auditiva. Por otro lado, ¿tienes alguna canción que por alguna razón simplemente no te gusta? Puede que te ponga de mal humor o te haga sentir triste. Puede que incluso la odies sin saber por qué. Esta canción también es un ancla auditiva, solo que esta vez es un ancla negativa. ¿Entiendes lo poderosa que puede ser un ancla?

Pero hay mucho más que aprender sobre la PNL, como dije es un área como muchas ramas. Es una herramienta extremadamente poderosa con la cual contar y excepcionalmente útil. Por muchos años mi expareja tuvo miedo a volar.

. . .

Después de que pasé una mañana utilizando técnicas de PNL en ella, antes de que voláramos de Inglaterra a Estados Unidos, su miedo de volar casi había desaparecido, así como su ansiedad antes del vuelo. Ciertamente es mucho más que solo establecer anclas. Una de las áreas más importantes es crear *rapport* o empatía con tu objetivo primero.

No me explayaré con la explicación del proceso de crear *rapport*, pero es extremadamente importante el crear una base usándolo para obtener el resultado que deseas (o el que buscas dependiendo de la circunstancia). Digo esto porque puede ser utilizado para ayudar a las personas en muchas áreas, desde curar a una persona de la depresión hasta ayudar a otra a dejar de fumar. Y muchas más. Tengo un amigo ex militar a quien llamaremos Sam Jones – actualmente un maestro de la PNL, después una carrera excepcional y dos misiones en Irak dejó la milicia y tristemente sufrió de DEPT (Desorden de Estrés Postraumático). No daré todos los detalles, pero a través de la PNL su DEPT desapareció y está próximo a publicar un libro.

Puede que te estés preguntando por qué esto es relevante. Como mencioné antes, establecer *rapport* con tu objetivo es muy importante, y una de las lecciones que se ensañaron en los cursos de entrenamiento de PNL de Sam es leer micro expresiones.

Durante el entrenamiento de Sam, los estudiantes son sentados en una manera en particular y juegan un juego, por llamarlo de alguna forma. A una persona se le indica que debe pensar en alguien que realmente le desagrade mientras que el que observa analiza sus expresiones con cuidado. Luego se le indica que piense en una persona que realmente quiera. De nuevo, el que observa mira las expresiones faciales con atención.

Se le da un momento para recomponerse y se le indica que piensen en cualquiera de los dos, pero sin decirle al observador. El que está observando tiene que determinar en qué persona está pensando (desagrado o amor) a través de las expresiones faciales. Con la práctica te das cuenta de que puedes volverte muy bueno para leer micro expresiones. Debo mencionar que es más complicado que solo jugar este juego y es necesario mucho más entrenamiento primero.

Con suficiente práctica notarás que se puede volver muy fácil determinar los verdaderos sentimientos o pensamientos de una persona por las micro expresiones que muestran en su rostro.

. . .

Sección 12: La psicología de mentir

Ya hemos abordado todo el aspecto físico del lenguaje corporal, pero aún debes saber que existen muchas y variadas técnicas para mentir, y muchas de estas incluyen aspectos intangibles, pero muy reales y efectivos. Los mentirosos expertos usan una técnica psicológica que se conoce como *gaslighting*. El término se origina de la película estrenada en 1944 "Gaslight" donde un esposo que era mentalmente abusivo encendía y apagaba las luces de gas para hacer parecer que había un fantasma y poder robarle joyas a su esposa.

Una persona que utiliza el *gaslighting* puede completamente convencer a un sujeto que está enloqueciendo o está paranoico, lo que los lleva a cuestionar sus creencias y cordura.

Sección 13: La intuición

La vieja y confiable intuición. En el mundo de la inteligencia, los operativos viven según un conjunto de reglas conocidas como el Reglamento de Moscú. Una de ellas es siempre confiar en tu instinto. El miedo es un instinto básico y frecuentemente empezamos a sospechar algo, incluso cuando no existe una razón obvia para experimentar sospecha o miedo. Hoy en día, aún no tenemos una explicación científica para esto, todo lo que se sabe es que tu cerebro subconsciente puede reconocer este miedo o sospecha antes de que tu mente consciente lo haga. El término psicológico para esto es "Rebanadas Delgadas". Tu subconsciente puede detectar grandes cantidades de detalle a una velocidad mucho mayor que tu mente consciente.

Investigadores han descubierto que la velocidad puede ser hasta 1/25 de segundo. Durante esta "rebanada delgada" de tiempo tu subconsciente ya ha detectado algo que tu mente consciente aún no ha registrado, y esa es la razón por la cual intuyes cosas sin saber por qué.

5

El método

EL MÉTODO que te enseñaré fue desarrollado en la CIA para prácticas propias de la agencia. Hasta ahora, la sección de lenguaje corporal de este libro te ha enseñado a detectar signos de engaño, preocupación, y los niveles de control de una persona, entre otras, para ayudarte a medir cómo puede estarse sintiendo una persona o si están siendo engañosos, así como establecer una base. Es un tema extenso conformado distintas herramientas que dividiré en secciones, pero esta parte es la que has estado esperando, ¡las alarmas que indican una mentira!

Permíteme comenzar por explicarte un par de cosas. Asumamos que quieres hacer una pregunta como "David, ¿me engañaste con alguien anoche?" A esa pregunta (o cualquier pregunta cuya verdad quieras saber) me referiré como "El Gatillo".

. . .

Lo siguiente que debo explicarte es algo llamado "Agrupamientos." Básicamente son un grupo de respuestas en un orden específico.

Y la última parte será sobre el tiempo. Puesto de manera sencilla, buscas "agrupamientos" generados por el "gatillo" en un "tiempo específico". ¡Así de simple!

Los agrupamientos

Explicaré los agrupamientos por puntos, y te diré en qué orden sucederán si la persona está mintiendo. Ahora, como dije, un agrupamiento es simplemente una combinación de una o más respuestas al gatillo. Estas pueden ser verbales o no verbales. Aquí es donde poner atención al lenguaje corporal da resultados. Las respuestas no verbales son indicadores de mentiras como los IAP's, y las otras reacciones del lenguaje corporal que expliqué antes que pueden indicar que una persona miente.

N= No verbal
V= Verbal

La combinación de una o más respuestas puede ser:

- V.N.
- V.N.N.
- V.V.N.
- N.N.
- N.N.V.
- V.V.
- V.V.V. y más.

La regla es que necesitan ocurrir dos o más. Así que ¿qué haces si detectas solo una señal de comportamiento engañoso? Simple, ignoralo. La personalidad de una persona, hábitos, o conducta puede que solo sean parte de quien es.

Yo me cruzo de brazos con frecuencia, y esto puede parecer comportamiento engañoso para una persona. La verdad es que solo me siento cómodo cruzándome de brazos. Es parte de quien soy. Por sí solo no significa nada. Pero combinado con otros comportamientos de engaño dentro de un marco temporal ocasionado por un gatillo, podría significar que miento.

Así que asumiendo que consigues ver dos o más comportamientos engañosos dentro del límite de tiempo ocasionados por un gatillo, ¿Significa eso, sin lugar a duda, que una persona te está mintiendo? No. Pero te ayudará a detectar un engaño. Por ejemplo: La pregunta que hice al principio "¿Me engañaste con alguien anoche?" podría darte los agrupamientos exactos dentro de un marco temporal pero no necesariamente significa que te engañó con alguien la noche anterior.

Lo que sí significa es que la persona está mintiendo sobre algo relacionado con este tema y tienes que poner tu atención en ello. Puede que no haya sido infiel la *noche anterior*, pero puede que sí haya sido infiel. Puede que no haya dormido con otra persona la noche anterior, pero que sí haya ido a tomar algo con alguien con quién no debería. Así que con esta indicación de que existe una mentira, puedes posicionar tu atención en esta área y con el método que te enseñaré más adelante serás capaz de extraer una confesión.

El marco temporal

El siguiente factor es el tiempo de respuesta al Gatillo. La regla de los 5 segundos. Cualquier reacción después de los 5 segundos no cuenta. El agrupamiento debe ocurrir dentro de este rango. Debes mantener esto en mente, el agrupamiento puede empezar a suceder incluso antes de que hayas terminado la pregunta.

. . .

Por ejemplo, puede que solo preguntes "¿Me engañaste...?" y antes de que termines, la persona ya ha empezado a responder con comportamientos verbales y no verbales.

Puede pasar en muchas situaciones, como cuando la persona involucrada adivina el resto de la pregunta. Puede que le hayan hecho la misma pregunta en varias ocasiones, en situaciones similares, y está acostumbrada a ella.

Puede que los pensamientos de la persona ocurran más rápido de lo que salen las palabras. Hay una multitud de razones por las que una persona puede reaccionar antes de que termine la pregunta. Lo importante es que está reaccionando al gatillo, así que las respuestas de comportamiento cuentan. Pertenecen al agrupamiento.

Lo que esto significa es que los 5 segundos empiezan desde que la persona reconoce el Gatillo, no al final de la oración.

Tan pronto como te hayas dado cuenta de que la persona ha comprendido la pregunta, en ese momento empiezan tus 5 segundos y debes empezar a buscar los agrupamientos.

· · ·

En resumen, estas son las 3 partes:

1. La pregunta (Gatillo)
2. La respuesta (Agrupamientos de señales de engaño verbales y no verbales)
3. El tiempo que toman (si identificaste 2 o más señales dentro de 5 segundos)

Si sigues este proceso, entonces tendrás una señal clara de que alguien te está engañando. Como dije antes, puede que no esté necesariamente mintiéndote a la cara, pero está evitando decirte la verdad.

Hemos aprendido las señales o indicaciones de engaño no verbal en la sección de lenguaje corporal. Hemos aprendido el método específico para detectar mentiras y engaños, pero ¿qué hay de las señales verbales? Bueno, existen muchas. Pronto aprenderemos a identificarlas, pero primero debemos aprender algo más.

Ignorar la verdad

Una de las áreas que te ayudan más a identificar si alguien está mintiendo, es ignorar la verdad. Al principio, esto puede parecer ilógico, de hecho, puede parecer una locura, pero posiblemente te haga más sentido en un momento.

Hace un par de años fui contratado por una firma privada para encontrar a quien estaba difundiendo información de sus departamentos a sus competidores. Después de unas pequeñas preguntas acerca de seguridad operacional, había reducido la búsqueda a sólo cuatro empleados posibles.

Todos en el departamento sabían lo que estaba ocurriendo, lo que desgraciadamente volvió mi trabajo un poco más difícil, pero no impidió que buscara a la persona responsable. Los llamé a la oficina que se me había asignado para usar como sala de interrogación.

Los primeros dos que entrevisté no despertaron ninguna alarma, pero el tercero, a quien llamaré Richard, hizo que se encendieran todas en mi cabeza. Cuando lo llamé a la oficina, lo senté frente a mí y simplemente le expliqué los hechos. Le dije que había una fuga de información dentro de la compañía, y que yo estaba ahí para hacer preguntas e identificar al responsable. En ningún momento dije que ciertos individuos estaban bajo sospecha ni indiqué que tuviera una idea de quiénes eran. Simplemente le informé que quería hacerle algunas preguntas para ayudarme a localizar dónde estaba la filtración. Antes de que siquiera tuviera la oportunidad de hacer la primera pregunta, Richard se levantó y dijo:

"Ven conmigo un minuto"

"¿Para qué?" le respondí.

"Solo ven conmigo, quiero mostrarte algo" Me insistió.

No me moví. No por terquedad, sino porque tenía trabajo que hacer y nada de lo que me pudiera haber mostrado iba hacer alguna diferencia. Le dije que no había necesidad, pero él insistió. Cuando se dio cuenta que no estaba logrando nada dijo:

"Ok, espera aquí" Y se dirigió a su oficina. Cuando volvió tenía una caja llena de cartas. Procedió a sacarlas y colocarlas sobre el escritorio, mientras lo hacía, me dijo que eran cartas de agradecimiento de clientes satisfechos. Cartas de reconocimiento por servicio y compromiso excepcional, etc.

. . .

Su pequeña demostración para probar su integridad y el magnífico empleado que era en realidad tuvo el efecto contrario. Activó las alarmas en mi cabeza. Estaba intentando probar que era un chico íntegro. Seguramente para hacerme creer su inocencia, cuando ni siquiera había asumido que era culpable, hasta que me mostró su pequeña caja de cartas.

Continué con la entrevista y antes de media hora ya había confesado ser el responsable de la fuga.

No tengo dudas de que las cartas de Richard eran verídicas. Estoy seguro de que decía de verdad sobre todo eso, pero al ignorar la verdad, llegué a la mentira.

Otro ejemplo es un individuo que conozco quien, por motivos de anonimidad, llamaré James. James es una persona extremadamente ingeniosa y manipuladora que puede convencer casi a cualquiera de cualquier cosa. Tiene una manera particular de hacer que la gente crea que lo que dice es indisputable.

La manera en la que lo logra, en teoría, es simple, mezcla las mentiras dentro de la verdad. Por ejemplo, puede hacer 10 afirmaciones, 9 son completamente verdaderas, y 1 será falsa. Las 9 afirmaciones serán algo que es un hecho verídico y probado. La sola afirmación que es mentira se mezclará con las otras y no podrá ser probada. Eso hará que la persona que recibe la información la asuma como verdadera.

La persona lo creerá gracias a dos factores. Número uno: todo lo que James dijo fue verdad, así que debe ser verdad también. Número dos: todo lo que James dijo antes se ha probado ser verdadero, así que no hay razón por la cual esto no deba ser verdadero.

Las 9 afirmaciones no solo son hechas para crear confianza de que James dice la verdad, sino también para remover la posibilidad de que James pudiera mentir. Al final, la persona creerá todo lo que James quiera que crea.

Aquí te dejo un ejemplo de este proceso:

1. El segundo nombre de Arnold Schwarzenegger es Alois
2. Nació en 1947
3. Protagonizó la película Terminator
4. Tiene nacionalidad Austriaca y Americana.
5. Fue un fisicoculturista profesional.
6. Fungió dos periodos gubernamentales como gobernador de California.
7. Tiene 5 hijos.

8. Una vez golpeó a Sigourney Weaver en el set de filmación y le dio un ojo morado.

9. Ganó el título de Mr. Universo cuando tenía 20 años.

10. El filme que lo llevó a la fama fue el éxito taquillero de 1982 Conan el Bárbaro.

Hay 10 afirmaciones sobre el actor Arnold Schwarzenegger. 9 de ellas son verdaderas y pueden ser verificadas, 1 es falsa y no puede ser verificada. Ahora, si lees la lista entera, te perdonaré por creer que todas eran verdad. Principalmente porque la mentira está escondida entre las verdades. Si alguien simplemente te dijera que Arnie golpeó a Sigourney y le dio un moretón, lo más probable es que no le creas. Y eso es porque yo lo inventé.

Ahora puedes ver como una mentira envuelta por verdades puede ser creída fácilmente. El poder de esta técnica es fenomenal. Por eso es imperativo ignorar cualquier verdad que sea mostrada y concentrarte en identificar la mentira.

Justo como en el ejemplo anterior, si hubiera tomado la presentación de cartas de Richard en cuenta junto con la explicación de qué tan excepcional era como empleado, puede que lo hubiera descartado como sospechoso y no hubiera llegado a la verdad que revelaría que él era el soplón.

No dejaré de enfatizar que este método de ignorar la verdad te ayudará a filtrar las masas de información que de otra manera tendrías que procesar. Por supuesto, si tienes poca información para revisar en vez de grandes cantidades de datos por clasificar, se vuelve más fácil identificar una mentira.

La otra ventaja es que se vuelve más sencillo lidiar con nuestros sesgos cuando ignoramos el comportamiento honrado, así no tienes que pensar en ellos cuando estás trabajando para detectar un engaño. Mencioné los sesgos anteriormente y como el juicio de una persona se puede ver en riesgo de no ser imparcial gracias a sentimientos o apego a la situación o persona. Cuando ignoras la verdad, estos sesgos pueden verse dramáticamente reducidos y permitirte analizar los datos directamente para detectar una mentira.

6

Señales verbales

PARA ENTENDER LA SIGUIENTE SECCIÓN, necesitas saber que esencialmente existen tres categorías de mentiras.

Usemos de ejemplo la siguiente pregunta y categoricemos las posibles respuestas:

"¿Te robaste mi dinero?"

1. **Mentiras por comisión**

"No. No he tocado tu dinero." Esta es una mentira directa.

· · ·

2. **Mentiras por omisión**

"Ni siquiera sé dónde guardas tu dinero." Una mentira por omisión se basa más en lo que la persona no dice. Esta mentira se usa comúnmente para evitar la culpa que siente una persona por mentir directamente. No ha dicho que no, solo ha dejado algunos datos de lado y concentrado la atención de la pregunta en otro punto que no es el hecho de que ha robado el dinero.

3. **Mentiras por influencia**

"Me has conocido por 20 años, te he cuidado, y he estado ahí para ti en las buenas y en las malas. Incluso te compré tu primer automóvil." Esta es una mentira por influencia y la más poderosa de las tres. Pasaremos más tiempo estudiando esta categoría dado que este estilo de mentira puede pasar desapercibida por la mayoría. La razón es que, cuando se realiza con éxito, tiende a alterar la manera en la percibes a la persona que está mintiendo e influye en tu decisión cuando sobre el tema en cuestión.

Solía trabajar frecuentemente con un hombre llamado Darren quien tenía una manera de persuadir natural. Era un hombre con lengua de plata y se decía que podía convencer a cualquiera de lo que sea. Ahora que lo pienso, operaba de la misma manera descrita arriba. Aunque si quería que creyeras una mentira su método era una mezcla de lo que he enlistado. Si le preguntabas una pregunta simple como:

"¿Tomaste las cajas sobrantes de la tienda?" Nunca te daba una respuesta sencilla como "No."

En su lugar, rodeaba tus hombros con su brazo y te llevaba a un área donde él tomaba el control de la conversación. Luego empezaba a decir algo como "Déjame decirte algo."

Y luego procedía a explicar todas las cosas buenas que había hecho durante el día o semana, y finalizaba con algo como "Ahora, ¿de verdad crees que hubiera hecho todo eso si iba a tomar las cajas de la tienda?"

La retrospectiva es una cosa maravillosa, y ahora puedo darme cuenta de que regularmente mezclaba mentiras por omisión con mentiras por influencia. Su mentira por influencia era convencerte de que, con todo lo bueno que ya había hecho, no había razón para tomar las cajas o cualquier cosa que le preguntaras. Esto lo mezclaba con una mentira por omisión, en vez de responder tu pregunta, hacía que te preguntaras a ti mismo si pensabas que él lo hizo.

Después de que su discurso te generara dudas, esto era suficiente para convencerte de que no lo hizo. Nunca lo negaba directamente. Por ende, cometía una mentira por omisión.

Ya que te he explicado las tres categorías con ejemplos serás capaz de determinar cuál es cual en el proceso. Podemos empezar con la negación. La negación se puede dividir en dos áreas principales. Negación evasiva y Negación exagerada. Aquí hay ejemplos de cada una:

Negación evasiva

Asumiendo que se ha hecho una pregunta simple como: "¿Tú te comiste todas mis galletas?" y en vez de que la respuesta sea un "No" la persona responde con algo como "No hice nada" o "Yo no haría algo como eso". Podemos darnos cuenta de que ninguna respuesta está dirigida a nada en particular y son muy vagas, por ende, son mentiras por omisión y pueden pasar desapercibidas.

. . .

Negación exagerada

Usando el mismo escenario, asumamos que esta vez la persona respondió "no", pero inmediatamente empezó a dar una explicación detallada y exhaustiva de cómo era imposible que se hubiera comido tus galletas. Enlistó todas las razones aparentes por las que no había manera que se las haya comido. En comparación con la seriedad de la pregunta, la respuesta es extrema.

Si la respuesta te parece demasiado larga para la simpleza de la pregunta, entonces deberías escuchar sonar las alarmas y considerarlo un comportamiento engañoso.

Respuestas evasivas o renuentes

En ocasiones le he preguntado algo a alguien y parecía que no me hubiera escuchado, luego cambiaba el tema por completo. Si esto sucede, pregunta de nuevo y espera por una respuesta. Si lo mismo sucede, entonces busca otro enfoque para acercarte, esto puede ser una señal de engaño.

· · ·

En ocasiones puede que hagas una pregunta y obtengas una respuesta como "No estoy seguro si soy la persona correcta para hablar de esto" o incluso "No estoy seguro de que pueda darte la respuesta correcta a eso." Puede que estas respuestas sean legítimas y realmente no sea la persona correcta o no tenga la respuesta, así que es muy importante recordar la regla de los Agrupamientos.

No entender o repetir tu pregunta

Puede que esto suene obvio, pero te sorprenderías de saber cuántas veces se pasa por alto. Tengo que recordarte la regla de los agrupamientos, por sí sola puede que no sea una señal de mentira.

Puede ser simplemente que la persona no escuchó o crea que escuchó mal. O que sea algo que la persona hace por hábito.

Así que como dije busca el agrupamiento de señales. Pero repetir la pregunta es una señal de engaño. Le permite a la persona que está mintiendo ganar un poco de tiempo y, ya que los pensamientos son más rápidos que el habla, ese par de segundos pueden ser todo lo que necesitaba para fabricar una historia o coartada. Además de esto, otra señal importante de engaño es la inhabilidad de entender una pregunta sencilla. Especialmente cuando el contenido de la pregunta es obvio.

Ejemplo: Tu hijo adolescente regresa a casa y le haces una pregunta

P: ¿Rompiste la manija del refrigerador?

A: ¿Qué refrigerador?

Ignoremos los posibles escenarios donde viven en una tienda de electrodomésticos o algo así, y asumamos que, como la mayoría de las familias, viven en una casa donde solo hay un refrigerador.

La supuesta incapacidad para entender la pregunta es definitivamente un IAP, pero de nuevo debes aplicar la regla de los agrupamientos.

Cómo se usan los pronombres

. . .

Esto es una verdadera joya y es usado frecuentemente por el FBI cuando interrogan a un sospechoso. Le ponen mucha atención a la confusión, inserta, o eliminación de los pronombres (Yo, él, ella). Por ejemplo, el agente le pregunta al sospechoso dónde estaba la noche anterior: "Yo bebí mi cerveza, yo pagué mi cuenta; me fui a casa, tomé una ducha, y me fui a dormir."

Responder sin responder

Puede parecer un poco obvio, pero es similar a lo mencionado anteriormente donde la pregunta se repite para ganar tiempo, la pregunta obtiene respuestas como:

"Esa es una buena pregunta."

"Me alegro de que me hayas preguntado eso."

"Ah, justo lo que creí que preguntarías."

…etcétera. Y esto es similar a la señal verbal que enseñaré a continuación donde se utiliza una respuesta evasiva. En lugar de un "no" directo puede que la respuesta sea:

"No que yo recuerde."

"No que yo sepa."

"No recuerdo."

"Según yo sé, no."

. . .

De nuevo, todas estas son maneras de rondar la respuesta directa y en su lugar ofrecen algo similar a lo que la persona quiere escuchar para conseguir el resultado que busca. No es un "no" y ofrece espacio para malabarear con los hechos si le descubren la mentira. Pueden llegar a responder con algo como:

"¿De verdad? No me había dado cuenta." O "Nunca dije que no, dije que no recordaba."

Estas respuestas también son indicadores revelan el deseo de no mentir directamente y reducen el sentimiento de culpa, esto mientras permiten que la persona diga una falsedad.

La trampa de la inteligencia

He visto esta ser utilizada tantas veces, y nunca deja de sorprenderme cuántas personas caen en ella. A nadie le gusta sentirse estúpido, entonces cuando su inteligencia es cuestionada entran en un modo defensivo extremo.

· · ·

Imagina un escenario donde una persona, llamada Mick, está hablando con su compañero John sobre municiones y dice:

"Debiste haber sido un idiota al pensar que rondas de 5.56mm son diferentes de las de .223mm, son lo mismo. Mismo tamaño, misma dimensión. Solo un completo imbécil pensaría que hay diferencia.

John, quien no sabe la diferencia, concuerda con él en lugar de verse como estúpido frente a Mick. A las personas no les gusta sentirse o verse menos inteligentes por falta de conocimiento.

Ira como respuesta

Una vez tomé una misión corta para proveer protección cercana a un cliente privado que visitaba Romania. Solo iba a estar ahí por 4 noches y 5 días, pero quería que estuviera presente para la transacción de una gran suma de efectivo.

Hubo un par de momentos difíciles, pero afortunadamente todo prosiguió sin complicaciones. Después de que la transacción se había completado, fuimos por una merecida comida y un par de bebidas (agua para mi). Poco después mi cliente (cuyo nombre mantendré secreto, pero para efectos del libro llamémoslo Rob) quiso ir por un masaje.

No tuve problema con él haciendo lo que quisiera hacer, después de todo yo solo estaba ahí para brindarle seguridad al momento de la transacción, pero me mantuve profesional y escolté a Rob a su destino. Prosiguió sin complicaciones y el viaje en general fue un éxito. Sin embargo, después de regresar a Londres, Rob solo había estado en su casa un par de minutos antes de que su esposa le preguntara si había ido por un masaje. En este punto yo solo esperaba que Rob dijera "Sí, solo uno rápido antes de irnos" o "No, hice la transacción y volvimos a casa". Me sorprendí cuando en su lugar empezó a gritarle a su esposa con ira, diciendo que siempre lo acusaba de cosas que no hacía y la atacaba verbalmente. No tengo que decirte que a la primera oportunidad me despedí y manejé hasta mi casa. Después de todo, yo ya había hecho mi parte y lo último que quería era ser arrastrado a la pelea marital de alguien más. El punto es, Rob negó haber recibido un masaje cuando en realidad lo había hecho, pero en vez de solo decir "no" respondió agresivamente. Este es otro IAP.

Minimizar la seriedad del problema

• • •

En una situación donde un grupo de personas están tratando de llegar al fondo de un problema, una de las partes culpables puede intentar minimizar la seriedad con afirmaciones como: "Es demasiado problema para nada, si me lo preguntas" o "¿Por qué le molesta tanto a todo el mundo?"

Esta técnica para reducir la importancia puede llegar hasta a atacar el proceso por el cual se está intentando llegar a la verdad. Posiblemente insinuar que todo es "una cacería de brujas" o incluso intentar sabotear el proceso al nublar el juicio de otras personas, de nuevo observamos mentiras por influencia.

Afirmaciones absolutas

Se refiere a cuando una persona utiliza frases como: "Yo nunca" o "Yo siempre". Si una persona generalmente no usa estas afirmaciones absolutas cuando habla, entonces deben ser tomadas como indicadores de un engaño. Préstales mucha atención.

Tono de voz

· · ·

Los tonos de voz se elevan y caen. Un incremento en el tono de voz indica enojo o emoción, cuando disminuye usualmente indica vergüenza o tristeza. Ponle especial atención cuando el tono de voz de una persona baja. El sentimiento subconsciente de tristeza o vergüenza se genera por la culpa que la persona siente, que puede estar relacionada directamente con el engaño o mentiras que están diciendo.

Negación indirecta

Dependiendo de la situación, he pasado por momentos donde una persona no miente directamente, pero hace creer a otra persona que no ha hecho algo, le permiten llegar a su propia conclusión. Usualmente usando sarcasmo o una respuesta con expresión sarcástica. Por ejemplo:

Madre: "¿Cerraste la puerta con seguro después de que saliste de la casa?"

Hijo: "¿Tú qué crees?" (Usando un tono cínico y dándole una mirada sarcástica)

Esta es otra situación donde el hijo no está mintiendo directamente, pero respondió de una manera que permitió a su madre sacar sus propias conclusiones. Otro ejemplo es si la respuesta es algo como esto:

"No, ¡la dejé abierta para que todo el vecindario pueda entrar a la casa y oler tu ropa interior antes de que nos roben!"

Puede parecer un poco extremo, pero este es el tipo de respuesta sarcástica por parte de un adolescente si quiere encubrir una fechoría. Puede que no esté mintiendo, solo no recuerda si la cerró o no, así que usa la respuesta que le ahorra problemas.

De nuevo, no sólo es la respuesta lo que te indica si está mintiendo o no, así que recuerda la regla de los agrupamientos.

Convencedores

Hay dos tipos de convencedores, Convencedores evasivos y Convencedores influyentes. El primero − Convencedores evasivos son el uso de términos como:

- Probablemente
- Lo más probable
- En general/La mayor parte del tiempo

- Básicamente
- La mayoría de….

...entre otros. Entiendes de lo que hablo. Por ejemplo, una persona que le preguntan si irás a la fiesta el viernes puede responder algo como:

"Sí, es posible que vaya" Con una respuesta como esta asumiré que lo más probable es que no vaya.

De nuevo, la respuesta no es una mentira directa, y además provee el consuelo que las personas quieren contra los sentimientos de culpa por saber que no están diciendo la verdad.

Dan la impresión de que irán a la fiesta para calmar a la persona que les está preguntando y evitar que los sigan fastidiando, pero no se están comprometiendo con un "sí" firme.

El segundo convencedor es el influyente. Este generalmente se presenta como alguna forma verbal reconfortante. Eso es un intento de influir en tu recepción de la mentira antes de que sea dicha. Por ejemplo, la persona puede empezar la oración con:

- Si te soy honesto
- Si te digo la verdad
- Si soy completamente honesto, etc.

Probablemente existen muchos más ejemplos, pero estoy seguro de que no necesito enlistarlos todos. De nuevo debo aclarar que debes tener en mente los patrones y hábitos de lenguaje de la persona, etc. Y siempre aplicar la regla de los agrupamientos. Sé que he mencionado esto muchas veces, pero sin implementarlo estas señales no significan nada. Debes obtener dos o más dentro de un tiempo específico para identificar un engaño.

Un área en la que comúnmente me llaman para trabajar es pruebas de seguridad del perímetro. En una ocasión fui llamado por un cliente privado quien quería que evaluara la seguridad de su casa de campo. Había escuchado de mí por recomendación y me invitó a pasar tiempo con él para hablar sobre sus requisitos.

Le expliqué que por un costo predeterminado esencialmente entraría en su casa en algún momento durante los siguientes 10 días y escribiría un reporte completo sobre las fallas de seguridad y cómo podría ser mejorada. El cliente, a quien llamaré Cliff, se veía satisfecho y le dije que lo llamaría el día después de que terminara el trabajo. Uno de los requisitos era que debía dejar una tarjeta de felicitación sobre su escritorio como prueba de que había podido acceder a la propiedad y no solo había inventado una lista de mejoras de seguridad solo observando desde afuera con un par de binoculares. Accedí a sus términos y se redactó un escrito formal que ambos firmamos para iniciar el proceso.

Después de 4 días una tarjeta que decía "Llámame, por favor" fue dejada en el centro de su escritorio. Después de tres días no había sabido nada de Cliff así que decidí llamarlo. Cuando le pregunté por qué no había llamado él respondió:

"Para serte completamente honesto me había olvidado de todo esto hasta que llamaste"

Y no tienes que ser un famoso detective para saber que estaba mintiendo. Nadie contrata a un hombre para infiltrarse en su casa y lo olvida. Además, cuando le pregunté sobre la tarjeta dijo que no la había encontrado, y podía estar seguro de que completé la tarea. Prácticamente acusándome de estar mintiendo.

Le di a Cliff el beneficio de la duda y contemplé todos los escenarios posibles, como que el personal de limpieza la hubiera movido, etc. Accedí a hacerlo de nuevo y agendé una cita con él al día siguiente.

. . .

Ya que previamente había hecho el reconocimiento e iba a usar el mismo método de entrada, podía reducir el marco de tiempo. Estaba confiado en que podía salir rápidamente ya que toda la operación estaba fresca en mi cabeza. Hice todo tan rápido esa noche que me sorprendí a mí mismo. Dejé otra tarjeta de felicitación en su escritorio, pero esta vez añadí algo más a mi visita.

Al día siguiente, atendí mi cita con Cliff en la misma oficina donde había colocado la tarjeta de felicitación. De nuevo negó haber recibido la tarjeta, pude darme cuenta de que estaba mintiendo, pero además de ello estaba sugiriendo que yo no había completado mi parte del trato ya que no había evidencia de ello. Solo sonreí mientras estaba sentado y le dije:

"Imaginé que dirías eso, así que si abres el cajón superior de tu escritorio encontrarás en la página 179 de la novela que estás leyendo una segunda tarjeta que coloqué ahí para casos como este."

Le di un momento para quitar la cerradura y abrir el libro donde estaba la tarjeta, y continué "Mi reporte y factura estarán en tu buzón." Y después me fui, dejando a Cliff boquiabierto y desconcertado en su oficina mirando una tarjeta de condolencias, y sin ninguna duda de que yo había hecho lo que se me había pedido.

El eslabón perdido

Los oficiales del cumplimiento de la ley usan una técnica ingeniosa cuando interrogan sospechosos, se llama "Quizá me estoy perdiendo algo". Puede que digan algo como:

"Quizá me estoy perdiendo algo, pero con base en lo que has dicho, me parece que no te importaría darle información al enemigo."

Y luego juegan el juego del silencio. No dicen nada y esperan a propósito. Esto genera un ambiente incómodo y el primero que hable pierde. El silencio es muy poderoso.

Usualmente no pasa mucho tiempo antes de que el sospechoso revele una serie de detalles. Parece sencillo, pero te sorprenderías de cuantas veces el "Quizá me estoy perdiendo algo" ha funcionado con éxito.

· · ·

Escucha lo que no se dice.

Para esto, necesitas hacer preguntas específicas. Sencillas y al grano como:

"¿Me engañaste con alguien más anoche?"

Escucha con atención en busca de la palabra "no" si no la escuchas de inmediato, eso por sí mismo debería encender algunas alarmas. Lo más importante es que esperes escuchar la palabra "Bueno..." porque si una persona empieza su respuesta a una pregunta específica con "Bueno", entonces lo más probable es que te esté mintiendo.

Si una persona responde a una pregunta vaga con "Bueno..." lo más probable es que solo esté organizando sus pensamientos. Si le preguntas cómo le fue en sus vacaciones y te da una respuesta similar: "Bueno, supongo que estuvo bien considerando que fue en temporada alta." Entonces no hay ningún problema. Hazle preguntas como "¿Robaste información clasificada?" o "¿Hiciste trampa en el examen?" y responde con "bueno..." Lo más seguro es que te esté mintiendo, porque está pensando cómo responder a la pregunta y cómo te presentará su versión de la historia.

Dicho de otra manera, está buscando la mejor forma de mentirte.

Cómo usar cómo

Usar preguntas con "cómo" puede ser extremadamente efectivo cuando escuchas la respuesta con atención. Por ejemplo, si una mujer le pregunta a su esposo: "¿Cómo estaba Lucy la última vez que la viste?" Y la respuesta es: "Lucy estaba escribiendo un reporte en su laptop." La respuesta es qué estaba haciendo Lucy y no cómo estaba Lucy. Esta pequeña inconsistencia puede ser un indicador clave de engaño.

Validación verbal

Estas son herramientas usadas por una persona para intentar impedirte cuestionar la mentira. Son afirmaciones donde una persona jura por su mentira, puede decir algo como:

- Juro por la vida de mis hijos
- Juro por la vida de mi madre
- Juro por la tumba de mi abuela

Pero comúnmente involucra la religión, cómo:

- Juro por Dios
- Con Allah como mi testigo
- Dios sabe que es la verdad
- Lo juro por la Santa Biblia

Esta es una manera extrema pero muy efectiva de convencerte que está diciendo la verdad, porque seamos honestos, ¡nadie puede cuestionar a Dios! Así que sé consciente de este método de persuasión para hacer que te rindas. Funciona más seguido de lo que crees.

¿Tengo que recordarte de nuevo sobre la regla de los agrupamientos? ¿O ya lo entendiste?

Inducidores

¿Recuerdas cuando hablamos de las mentiras por influencia y lo poderosas que pueden ser? Bueno, esta es la parte donde recordamos esta área y nos adentramos en cómo las personas usan "inducidores" para encubrir sus mentiras y hacerte creer su historia.

Creemos un escenario donde estás en el trabajo y un poco de dinero se pierde de la caja chica. Le preguntas a un compañero si ha agarrado algo de dinero.

Una persona honesta probablemente respondería "No." Y esto es porque es el hecho más importante que deben mencionar. Puede que te pregunte "¿Le preguntaste a Sue?" O "¿Checaste el cajón?" etc. Pero eso es natural. Sin embargo, una persona culpable puede no decir u omitir el "no" en su respuesta por el simple hecho de que es culpable y necesita convencerte de su inocencia. En lugar de un simple "no" esta necesidad generará respuestas como:

- Yo no haría algo así
- ¿Crees que arriesgaría mi trabajo por un poco de dinero?
- Pregúntale a quien quieras, te dirán que nunca tocaría un centavo.
- ¿Qué clase de persona crees que soy?
- Nunca haría algo como eso.

Cuando te lo explico es muy sencillo pensar que todo esto es muy obvio, pero puedo asegurarte que estas afirmaciones son poderosas, convincentes, y fácilmente pasadas por alto. ¡Le pasa a los mejores! He sido víctima de estas afirmaciones más veces de las que recuerdo, son muy convincentes. La razón de que sean tan convincentes es que son afirmaciones que podrías hacer tú mismo, por ende, la lógica las vuelve razonables y creíbles. La diferencia principal es que una persona inocente sólo haría una afirmación con evidencia factible y una explicación clara. Una persona culpable solamente dará una serie de afirmaciones, ya que es su único recurso. La falta de evidencia significa que no puede crear hechos para probar su inocencia y tiene que hacer lo que pueda para convencerte.

Ahora que conoces este poderoso método, tienes que recordar dos cosas importantes: Uno, la regla de los agrupamientos que te he repetido varias veces. Y dos, que debes usarlo. El conocimiento es inútil si no se aplica. No es fácil de dominar, pero una vez que te hayas acostumbrado a él se volverá natural para ti, y pronto lo usarás sin darte cuenta.

Cuando llegues a este nivel subconsciente de uso habrás dominado el mundo de la detección de mentiras, ¡abrirás los ojos y verás cuantos cerdos te engañaban con frecuencia!

La ley de la reciprocidad

. . .

Mientras trabajaba como investigador privado aprendí la ley de la reciprocidad. La teoría es sencilla: si haces algo por alguien, lo más seguro es que hagan algo por ti. Existió el caso de un vendedor que trabajaba vendiendo automóviles, tenía las mayores ventas entre los empleados. Su truco era sencillo. En un día caluroso (que eran comunes en su ciudad) se acercaba a un cliente potencial y se presentaba. A la mitad de su presentación se detenía y decía: "Pareces acalorado, permíteme conseguirte una soda". Entonces usaba su propio dinero para comprar una lata de cola de la máquina expendedora y se la daba al cliente. Después le decía que si necesitaba algo le echara un grito, su nombre era Hal.

La mayoría del tiempo, cuando el cliente estaba listo para hacer una compra, buscaba a Hal, y aunque otros vendedores ofrecieran ayuda simplemente la declinaba y continuaba buscando a Hal para cerrar el trato.

La razón para esto es simple, el pequeño acto de comprarles una soda invocaba la ley de la reciprocidad. Hal les había hecho un favor al comprarles una soda en un día caluroso, así que buscaban devolver el favor, y cerrar el trato con el vendedor que les había hecho una muestra de amabilidad.

· · ·

Sus ventas eran las más altas y él era el vendedor más exitoso.

La razón por la que menciono esto es porque necesitas estar consciente de los actos sutiles que intentarán cambiar tu percepción de la persona que estás cuestionando. Incluso un gesto pequeño como ofrecerte un dulce o goma de mascar puede ser una forma de que una persona intente convencerte de que es buena, moral, y honesta.

Análisis del habla

Los agentes del servicio secreto analizan la gramática y detectan cambios en los tiempos de las palabras de una persona.

Esto se refiere a cuando una persona cambia de tiempo pasado a tiempo presente dentro de la misma explicación.

Por ejemplo:

Un agente del servicio secreto le pregunta a una persona dónde está yendo y esta responde:

. . .

"Estaba yendo a mi oficina. Tengo que hacer un poco de papeleo. Solo iba a tomarme un par de minutos. Terminaré rápido."

Cuando es resaltado parece ser obvio, pero te sorprenderías de cuán seguido es pasado por alto, incluso por profesionales. Ponerles atención a los detalles del habla de una persona podría ser la diferencia entre prevenir una posible falla de seguridad o permitir que una amenaza tenga acceso a un área restringida. Con esto en mente, tómalo con seriedad y considera encontrar formas de practicar.

Ritmo de las pausas

Piensa en una pregunta para hacerle a tu sospechoso, pero antes de que lo hagas, piensa cómo responderías si te hicieran la misma pregunta.

Por ejemplo:

Si te preguntaran qué cenaste hace tres días usualmente tendrías que pensarlo un momento, ¿no? (Digo usualmente para incluir ocasiones especiales o si una persona tiene una rutina estricta de cenar pizza cada noche). Asumiendo que el sospechoso tiene un paladar más variado, o que no había sido su cumpleaños, normalmente tendría que tomar un segundo para pensarlo. Si de manera inmediata recuerda estos datos, entonces es una señal de ensayo. Esto significa que la persona practicó con anterioridad lo que iba a decir, y es usualmente una señal intensa de mentira. Piénsalo, ¿cuántas veces has escuchado en las películas cosas como "Es mejor que pienses qué dirás cuando la policía llegue"? Las personas no tienen necesidad de pensar en lo que van a decir cuando están diciendo la verdad, solo tienen que explicar lo que sucedió. Las personas que esconden la verdad (aquellos que están mintiendo) primero tienen que practicar lo que dirán. Así que, si parece ensayado, probablemente sea una mentira.

Habla torpe

Esto se refiere a cuando una persona no habla fluidamente. Habla y se detiene de repente, luego continúa y dice "eh" o "um". Esto sucede porque a la mitad de la oración se dan cuenta que iban a decir algo indebido. Así que se interrumpe e intenta decir algo más.

El efecto de arena movediza

. . .

Como mencioné antes, al menos que estés usando conscientemente el conocimiento que has obtenido, te resultará inútil. Así que debes entrenar a tu cerebro a cambiar la manera en la que interpreta la información. A este cambio en la forma en la que percibes la información la CIA se refiere a él como entrar en modo L-Squared. No es fácil, y puede ser agotador para empezar, y te darás cuenta de que pareces apagar este modo inconscientemente. Entrénate para pelear contra esto y mantenerlo encendido y lo dominarás pronto. Con suficiente práctica estarás en camino a ver ese indicador holográfico que indica un comportamiento engañoso.

Cuando aprendí este método la intención era usarlo profesionalmente, pero pronto lo esparcí en mi vida personal (incluso cuando aún estaba aprendiendo) y luego en cada aspecto de mi vida. Me he visto tan acostumbrado a ello que en cierto punto me obligo a "apagarlo". Con el tiempo encontré un punto medio donde es una gran herramienta para utilizar cuando lo requiera.

Por supuesto que yo no creé este método, solo te lo estoy presentando como un grupo de sistemas que se usan para detectar engaños. Como mencioné antes, principalmente he trabajado por mi cuenta durante la mayoría de mi vida adulta (a parte de un par de trabajos)

En cada trabajo o contrato que he tomado he aprendido algo nuevo, y he sido afortunado de trabajar con gente excepcional, y con completos inútiles también. Me encantaría explayarme sobre cuán magníficos son los chicos con los que he tenido el privilegio de trabajar, pero siempre son los inútiles los que son buenos para una cosa: una buena historia.

La mayoría de las personas ha escuchado del famoso British S.A.S (Servicio Aéreo Especial), pero existe otra rama menos conocida de las Fuerzas Especiales Británicas llamada la S.B.S (Servicio para Botes Especial). He sido de los pocos afortunados de trabajar con agentes de ambas instituciones y, hago especial énfasis en esto, son como dos razas diferentes. No es algo que pueda describir por completo, pero puedo decirte que tengo gran admiración por estos hombres y lo que hacen y han hecho. Como sea, cuando me mudé de Arizona de regreso a Inglaterra por un tiempo, tomé un trabajo temporal con una compañía de seguridad local.

Poco después ya había conocido a la mayoría de los chicos y me topé con una persona en particular que estaba en boca de todos. No revelaré su nombre, pero para este libro y por razones personales lo llamaremos: ¡Kermit!

. . .

Kermit decía haber formado parte de la S.B.S. Es bastante raro que yo juzgue un libro por su portada, pero estaba bastante seguro de que mentía.

Una de las cosas de las que estaba más orgulloso era su reloj de lujo que dijo haber recibido de la S.B.S. La mayoría de los agentes de la S.B.S. empiezan sus carreras en la Marina Real. Unos cuantos lo hacen de otra manera, pero son pocos. Aquí fue donde las cosas no parecían encajar.

Kermit decía que antes de ser S.B.S había sido un francotirador para la RAF (Fuerza Aérea Real) por 12 años. No tengo que decir que estaba excepcionalmente escéptico. Incluso cuando nadie del personal le creía, no podían probar lo que había o no había hecho.

Eventualmente me ganó la curiosidad y llamé a un amigo ex S.B.S. y le pregunté si había oído de Kermit. No me sorprendió saber que ni él ni ninguno de sus colegas habían oído de él. Cuando inevitablemente mencioné el reloj, mi amigo me dijo que mirara la parte de atrás. Si tenía la insignia de la S.B.S. en ella, había la posibilidad de que dijera la verdad, pero si no estaba, entonces lo más seguro es que estuviera mintiendo sobre su pasado.

· · ·

Armado con esta nueva pieza de información, esperé al próximo turno donde estuviéramos trabajando todos juntos y Kermit empezó a alardear sobre sus aventuras en las fuerzas especiales y presumiendo su reloj. Le pedí que me permitiera verlo más de cerca y me dio su prestigioso reloj suizo que parecía haber sido fabricado en Taiwan y, justo como esperaba, no tenía ninguna insignia de la S.B.S. en la parte de atrás. Se lo devolví y mencioné el pequeño detalle de la insignia. Después de mucha torpeza verbal admitió con coraje que no estaba, porque no era tan estúpido como para cargar el real consigo, el verdadero estaba en su caja fuerte en casa y usaba su copia como representación, ya que el original era demasiado valioso para arriesgar perderlo en el uso diario.

El punto de esto es que saber que alguien está mintiendo y conseguir que digan la verdad son dos cosas completamente distintas. El conocimiento de que alguien está engañándote solo es la mitad de la batalla. Es bien conocido que saber que alguien está mintiendo y enfrentarse con ellos solo genera resistencia.

Por ejemplo, si le preguntaras a alguien:

"¿Te comiste mis galletas?" y responde con un "no" y sabes por hecho que lo hizo, la mayoría de las personas seguirían el camino que empezaron y continuarían con: "¿Estás seguro de que no te las comiste?" Esta persistencia en acusarla solo generará que la persona mantenga y se vuelva más terca con su respuesta.

Es como la arena movediza, entre más pelees contra ella más profundo te hundirás.

Las personas que están en medio de una mentira no cambiarán su respuesta, es irrelevante cuántas veces hagas la pregunta.

7

Decir la verdad con mentiras

Los ოო of inteligencia son conocidos como "los pies en la tierra" y son los especialistas en conseguir HUMMINT (el término para Inteligencia Humana).

Existen muchos otros tipos de inteligencia como la SIGINT (Inteligencia de Señales), IMINT (Inteligencia de imágenes), o COMINT (Inteligencia de comunicaciones), etc. Uno de los términos no oficiales que se usa dentro de la Comunidad de Inteligencia (I.C) es RUMINT (Inteligencia de Rumores).

Básicamente se trata de los rumores que circulan y, aunque no es oficial, usualmente es más confiable que fuentes oficiales.

. . .

Aunque puede funcionar de la manera contraria y volverse un teléfono descompuesto.

Las personas mienten sin darse cuenta. Por ejemplo: Imagina que estás en el trabajo y tu compañera Tracy te pregunta si tu compañero Bob tiene antecedentes criminales. Tú no sabes, así que le preguntas a un amigo. Este amigo comete un error y confunde a Bob con alguien más, responde que "si". He visto esto suceder infinidad de veces. Solo por que la información es falsa no significa que la persona esté mintiendo. Decidí agregar esto solo porque sucede más veces de las que la gente piensa.

Persuasión VS Información

Esta es una señal enorme. Cuando me detengo a analizar las palabras de una persona esta es la que enciende más alarmas. Cuando una persona está siendo honesta simplemente da información. Tiene los hechos y al final la verdad está de su lado. Cuando una persona está engañando, no tiene ninguno de estos, así que tiene que convencerte de que está diciendo la verdad. Escúchala con atención y pregúntate: ¿Me están dando información o me está tratando de convencer que está diciendo la verdad?

Esto puede ser hecho de diferentes maneras:

- Hace afirmaciones como: "Pregúntale a Steve, él estaba ahí" Esto no te está ofreciendo información, es un método para convencerte.
- Te hace sentir culpable: Hacer preguntas cómo: "¿Por qué solo yo?" o "¿Por qué no le preguntas a alguien más?" y "¿Por qué me estás interrogando?"
- Usar la historia: Usar frases como: "La última vez que esto pasó también pensaste que fui yo, pero te equivocaste" o "Ya hemos pasado por esto y siempre es alguien más."
- Desviar la culpa: Sucede cuando una persona intenta quitarse de la mira poniendo a otra persona en ella. Puede que diga algo como: "Pregúntale a Adrián, él ya fue atrapado robando de sus trabajos dos veces"
- Autodesprecio: Es cuando una persona se minimiza a propósito para hacer parecer que no es capaz o es débil. El oficial le pregunta: "¿Hackeaste el sistema computacional?" y el sospechoso responde: "Vamos, no soy tan inteligente, apenas puedo usar mi teléfono." Esto es un intento de parecer menos inteligente de lo que es. Una gran señal de alarma.

Como puedes imaginarte, existe una gran cantidad de maneras en las que una persona puede intentar influenciar tus patrones de pensamiento, pero los ejemplos de arriba te darán una idea de en qué fijarte. Espero que este conocimiento te ayude en mantenerte en el camino correcto para encontrar la mentira y extraer la confesión.

8

Extraer una confesión

LA MAYORÍA del sistema policial se basa en confesiones. El deseo de hablar de las personas (especialmente hablar de sí mismos) es usualmente suficiente para que los oficiales consigan lo que necesitan. Con el paso de los años, ha sido establecido por la policía, milicia, y servicios de inteligencia que si torturas a un hombre te dirá lo que sea. Lo que también es un problema. Causa suficiente dolor en un hombre y dirá lo que sea para hacer que el dolor se detenga. Incluso si no es verdad. Este es el problema al que se enfrentan la mayoría de las organizaciones gubernamentales. ¿Cómo haces que un hombre confiese un crimen?

Bueno, para explicar esto tenemos que volver al inicio del libro por un momento. ¿Recuerdas cuando mencioné cómo y por qué aprendemos a mentir? El ejemplo de meterme en problemas, y luego aprender a culpar a mi hermano menor para evitar consecuencias.

Si prestas atención, es el miedo a las posibles consecuencias lo que hace a una persona querer mentir. Cuando la policía tiene a alguien en la sala de interrogación, dependen del deseo de una persona de hablar, y de su falta de deseo por ser penalizada. Por ende, con frecuencia inician la interrogación de esta forma:

"Relájate, no estás en problemas, solo queremos escuchar tu lado de la historia."

Esta simple línea es una gran ayuda para que el sospechoso se abra y cuente su lado de la historia. La mayoría del tiempo, si lo dejas hablar tiempo suficiente, con intercesiones ocasionales para seguir el ritmo de la conversación, puedes conseguir los resultados deseados.

Si la persona inicialmente tiene una actitud de "No tengo nada que decir." Colocar un cebo es el siguiente paso.

Creemos un escenario. Dave está en una sala de interrogación siendo acusado de atacar a John en un bar local. Dave está sentado sin decir nada, incluso cuando ya se hizo un intento de extraer una confesión a la fuerza.

. . .

El oficial de interrogación puede preguntar algo como:

"Ok, entiendo que no quieras hablar, está bien.

Todo lo que queremos es entender las cosas. Así que, entendemos que, John estaba tomando un trago con su esposa, y entraste gritando, intentaste golpear a John en la cara, pero fallaste y le diste ene hombre y John te abofeteó y te noqueó hacia el piso."

Esto es una burla para hacer que Dave vocifere sobre la historia y les dé a los oficiales una respuesta como:

"¡No, él fue el que me gritó, y no fallé, lo golpeé justo en su mandíbula y ni siquiera intentó defenderse!"

Y ahí lo tienes. Una confesión.

Dar información falsa

Si asumimos que David es un poco más inteligente que el sospechoso promedio y no dice nada, el oficial puede decir algo como esto:

(Siempre manteniendo un tono suave y amable) "Oh,

John dice que también golpeaste a su esposa. No eres un golpeador de mujeres, ¿o sí?"

Puede que la conversación vaya algo así:

D: ¡No! ¡Nunca toqué a su esposa!

O.I: Mira, está bien, entiendo que pudo haber sido un accidente. Estas cosas pasan. Intentas golpear a John y accidentalmente golpeas a su esposa en la cara. No es tu culpa.

D: No, no la toqué.

O.I.: Ok, entonces empiezas una pelea y durante el desastre, la noqueas. Es entendible, ella estaba justo al lado de tu pelea.

D: No, ella estaba en la parte de atrás de la habitación, y nosotros estábamos peleando junto a la barra.

De nuevo, otra confesión.

. . .

Como dije antes, las personas adoran hablar, especialmente si es sobre sí mismos, e incluso más si sienten que la afirmación de la otra persona es injusta. En el ejemplo anterior, el oficial de interrogación estaba utilizando sus habilidades para jugar con el orgullo y ego de David. Al final, solo tuvo que distorsionar los hechos para mostrar una pequeña injusticia (ser acusado falsamente de golpear a la esposa de John) para conseguir una confesión.

La profunda necesidad de Dave de prevenir la injusticia fue tan fuerte que superó la necesidad de evadir ser encontrado culpable por agredir a John.

Esta técnica es la base principal de muchas agencias de la ley alrededor del mundo. Muchas fuerzas policiacas se han dado cuenta de que es más eficaz que la vieja rutina del "policía bueno, policía malo".

El método también puede ser usado en otras situaciones. En vez de solo hacer acusaciones falsas verbalmente puede que muestren un cuchillo como el arma homicida. Puede que el sospechoso no reaccione, así que le muestran una camiseta ensangrentada. De nuevo, puede que no reaccione, pero entonces le muestran un reloj con manchas de sangre. Al no reconocer el reloj, puede que el sospechoso diga: "Eso no es mío."

. . .

Esto confirma las sospechas del oficial de interrogación. El negar ser dueño de un reloj que sabían que no era de él es, por defecto, la confirmación de que los otros dos objetos que habían sido mostrados sí pertenecían a él.

Divide y vencerás

Otro método usado por la policía es poner amigos o compañeros unos contra otros. Los ponen en dos habitaciones diferentes y les anuncian que su compañero está en la otra habitación confesando todo.

Para llevar las cosas un poco más allá, el oficial puede utilizar una técnica que hará que la conversación sea algo así:

O.I.: "Así que, Ryan, tu amigo Stewart está en el otro cuarto diciendo que todo fue tu idea. Pareciera que él es una víctima inocente que se dejó llevar por ti."

R: ¡No fue mi idea! Stewart pensó en todo, él quería robar el lugar, no yo.

. . .

Y ahí tienes tu confesión.

La serie de eventos

Otro método es pedirle a una persona que diga el orden en el que sucedieron los eventos, luego, para revisar que sean consistentes, le piden que las diga al revés. Esto puede tomar por sorpresa al sospechoso y se confunda si está mintiendo.

Si dos personas están siendo interrogadas y sus historias concuerdan, puede que el oficial haga una afirmación falsa supuestamente hecha por el otro sospechoso para ver el resultado. Por ejemplo, puede que diga que el segundo sospechoso se detuvo en un restaurante de comida rápida en algún punto de la historia. La conversación iría algo como esto:

O.I.: "Así que, ¿Te fuiste del bar a las siete y regresaste a casa con Stewart?"

R: Sí, ya te había dicho esto.

O.I.: "Entonces, ¿A qué hora pararon en la pizzería?"

. . .

R: "¿Qué?"

O.I.: "Sí, Steward mencionó que pararon por y compraron un par de pizzas de camino a casa"

R: "Ah, es cierto, sí, eso fue alrededor de las once y media, creo"

El oficial de interrogaciones usará la misma táctica con Stewart, pero en su lugar dirá que pararon a comprar pollo frito. Steward confirma la historia de su amigo y el resultado. Las historias no concuerdan. Ahora el oficial tiene muchas municiones en su arsenal, y, si no logra conseguir una confesión en el momento, la inconsistencia surgirá en la corte para resaltar la culpabilidad y engaño del par.

Existen otras tácticas y técnicas usadas por la policía, pero te he mencionado al menos un puñado de ellas. ¿Cómo te ayuda eso? Bueno, como puedes ver, hemos abarcado mucho sobre jugar con el orgullo y el ego, lo cual es un gran factor para conseguir confesiones en la rama policial, pero veámoslo por otro lado y estudiemos cómo podrías conseguir una confesión de tu pareja infiel.

De nuevo, crearé un escenario para que puedas apreciar la posible línea de cuestionamiento y el porqué de ella.

Digamos que Maddison está casada con Randy, y cree que Randy la estaba engañando con la interna de su oficina, Chloe. Sospecha que se quedaron en un hotel la noche anterior y Randy mintió sobre haber ido por un trago con sus amigos. Asumamos que el hotel está al norte de la ciudad, y el bar donde Randy decía estar se encuentra al sur de la ciudad.

Maddison comienza a cuestionar a su esposo, y la conversación es algo como esto:

M: "¿Te quedaste en un hotel con Chloe anoche?"

R: "¡No seas ridícula! Te dije que estaba tomando con mis amigos."

Si Maddison continúa insistiendo en esta línea de cuestionamiento se verá atorada en el "efecto de arena movediza" que mencionamos antes. En su lugar, sus respuestas deberían ser algo así:

M: "Bueno, ¿cómo estuvo tu noche con los chicos?" (con un tono ligero y curioso)

R: "Sí, fue una buena noche, me divertí mucho"
  M: "Al sur de la ciudad, ¿verdad?"

R: "Exacto"

M: "Entonces, ¿hay alguna razón por la que alguien diría que vio tu coche al norte de la ciudad, cariño?"

En este momento, Maddison aún no ha revelado dónde o quién vio el coche, solo que es una posibilidad. Randy, quien sabe que su auto estaba ahí, decide que es mejor no negarlo ya que cree que puede inventar una excusa para justificar haber estado al norte.

  R: "Eh, sí, dejé a un amigo en su casa después del bar"

. . .

M: "Qué amable eres, cariño. ¿Tomaron otro par en el Hotel Grand también?"

R: "Ah, sí, tomé algo rápido en el bar del hotel."

En este punto Randy ya admitió haber estado en la escena del evento, y así confirmó sin lugar a duda de que estuvo ahí.

M: "¿Hay alguna razón por la que alguien diría que Chloe de tu oficina también estaba en el bar del hotel?"

De nuevo, Maddison no ha acusado a Randy de nada, y tampoco ha confirmado si alguien atestiguó haberlos visto juntos, pero para intentar cubrir su rastro Randy tiene que asumir que fue visto.

R: "Sí, bueno ella, ajá. Ella estaba en el bar del hotel."

Ahora has colocado a Randy y Chloe juntos en el bar del hotel. Antes Randy hubiera negado por completo haber estado con Chloe, pero ahora sabes que estuvieron en el hotel. Puedes ver cómo esto les funciona a los oficiales para colocar a sospechosos en la escena del crimen. Al utilizar su propia mente contra ellos puedes llevar a la persona por un camino hacia una confesión, paso por paso.

Exploraremos esto a fondo más adelante, pero por ahora veamos los posibles resultados de este escenario:

M: "Me dijiste que estabas tomando con Derk y Herb anoche, ¿verdad?"

R: "Sí, ¿por qué?"

M: "Así que si los llamo y les pido que me digan cada lugar que visitaron anoche, ¿hay alguna razón por la cual no mencionarían el hotel?"

Randy está atorado. En lugar de confesar su infidelidad con Chloe, decide cavar más profundo para encubrir la verdad.

. . .

R: "Los dejé primero y aún tenía ganas de un trago solitario, así que fui al hotel yo solo para tomar algo rápido."

Ahora sabemos que Randy y Chloe estaban tomando solos. Sabía que sus amigos no mencionarían el hotel (porque no estuvieron ahí), así que lo cubrió de otra forma. Ya estás un paso más cerca.

En esta situación, lo siguiente sería usar el mismo método para hacer que Randy confiese haber pedido un cuarto. Ya sea insinuando saberlo, preguntándole si habría alguna razón por la cual el hotel diría que pagó por una habitación, preguntarle sobre recibos de pago o confirmación de reserva, etc.

Las preguntas deben ser ligeras y sin confrontación. Ser lentas y precisas, que le permita a la persona tener tiempo para pensar. Esto es muy importante en esta etapa. Si la bombardeas con preguntas una detrás de otra, no le darás tiempo a la duda de surgir en su mente. Si mantienes el ritmo lento y seguro no solo monitoreas su respuesta, sino que le das suficiente tiempo para generar pensamientos culposos. Estos pensamientos son vitales para obtener la confesión. Debes hacer creer a la persona que algunas partes de su historia han sido expuestas, y permitirle intentar justificar los hechos. Al final, esto hará que la fuerces a admitir todo paso por paso.

La siguiente fase es cómo moverte de hacer preguntas casuales, a hacer que la persona te de una confesión completa. Aquí debes hacer una transición, de preguntas sencillas a hacer que revelen todo. Es un proceso delicado, es tan diminuto que apenas se nota, pero te recuerdo lo que dije antes: las personas desean hablar, si la transición se hace correctamente esto sucederá. Empiezas con las preguntas y él responde hasta que lentamente le cambias la jugada, y ahora es él quien está hablando y tú solo comentas (cuando es necesario) qué más te gustaría que te dijera.

Hay otros factores que influyen también en la técnica para extraer una confesión. Cuando todos los elementos son combinados y utilizados de una manera específica, entonces la técnica funciona a la perfección. Como mencioné antes, es un proceso muy delicado, y si no se ejecuta con cuidado y precisión podría caerse en pedazos. Como con la mayoría de las cosas, la práctica hace al maestro.

Usar un cebo VS Fanfarronear

. . .

Fanfarronear es un gran error que se comete cuando intentas atrapar a una persona que está mintiendo. Muy similar al ejemplo de arriba. Imagina que Maddison solo haya dicho:

"Alguien te vio en el hotel con Chloe anoche."

Esto instantáneamente crea un escenario "tú vs él" y genera una reacción de ofensa. Lo más seguro es que la respuesta sea: "¿Quién me vio?" Pero no puedes decir, porque solo fanfarroneabas. En su lugar Maddison dijo:

"¿Hay alguna razón por la que alguien diría que te vió…?"

Esta técnica de inteligencia se llama usar un cebo. Simplemente expresas la posibilidad de que haya ocurrido. Ahora Randy tiene que incluirlo en su historia. Se satura cognitivamente. Su mente se pregunta quién pudo haber sido, si de verdad lo vieron, qué fue lo que vieron. Esto vuelve más sencillo monitorear su lenguaje corporal. Su mente está trabajando tanto que no se concentra en lo que su cuerpo está expresando, lo que vuelve tu trabajo más fácil.

Debo mencionar que incluso si usar el cebo es más eficaz que fanfarronear, no se debe hacer más de 3 veces dentro de una hora de conversación. Usarlo de más resultará en la persona dándose cuenta de ello. Así que 3 veces en una hora de conversación es el máximo absoluto.

Sacar conclusiones

Un método utilizado por agencias policiales es hacer que un sospechoso dibuje un diagrama para apoyar visualmente su afirmación.

Este sencillo método puede ser clave para la detección de mentiras. Una persona que miente sobre un escenario dibujará la situación desde arriba. Como un 'plano' de la escena. Esto es un intento subconsciente de enajenarse de la mentira. Separarse a sí misma de la mentira. Si la persona está diciendo la verdad, dibujará la escena desde el nivel del piso y se pondrá a ella entre las personas del evento en cuestión. Se ilustrará a sí misma como parte de todo, usualmente desde su propio punto de vista. Si una persona está mintiendo, frecuentemente dejará a otras personas fuera del diagrama a no ser que sean parte de la explicación.

Elevar la barra

El ejemplo anterior era de una esposa cuestionando a su esposo. Alguien a quien inevitablemente conoce bien.

Pero ¿qué pasa cuando cuestionas a desconocidos? Bueno, tengo algo que podrías usar. Un método de interrogación táctico que funciona al hacer que el individuo se abra antes del interrogatorio.

Haz parecer que es una plática informal en lugar de una interrogación, el oficial empieza a preguntar:

"¿Qué tan honesto te consideras?"

A nadie le gusta ser considerado deshonesto, así que explica lo honesto e íntegro que es.

Una vez que ya ha pasado cierto tiempo tratando de convencerte de su honestidad total, básicamente está dispuesto a ser transparente. Parece poco probable, pero la persona tiende a hacer más de lo necesario para corroborar que es honesta. Más o menos como lo que mencioné antes sobre jugar con el ego. Si inflas su ego lo suficiente y la llenas con orgullo, te sorprenderás de lo colaborativa que puede llegar a ser.

Claro, una vez que ya hayas hecho la pregunta, la persona ha elevado la barra, y la forma correcta de interrogación táctica puede conseguirte las respuestas que buscar. Ahora, cuando hablo de interrogación táctica, me refiero a hacer preguntas abiertas y planeadas en un orden en específico, no el tipo de interrogación táctica que utiliza la milicia con herramientas de dolor y sin escrúpulos.

En el pasado, he tenido que ser interrogado con violencia y te aseguro que no fue placentero. En otra ocasión, dos sujetos me interrogaron violentamente por dos horas al no contestar una pregunta cómo ellos querían. Esto solo refuerza mi afirmación anterior, la interrogación física no siempre es el mejor método. Una persona es capaz de tolerar cierta cantidad de dolor, pero cuando sobrepasa un límite solamente te dirá lo que quieres oír para hacer que se detenga, sea real o no.

Incluso algunas de las organizaciones más infames del medio oriente se han dado cuenta que temerle al dolor puede ser más intimidante que sentir dolor. La epifanía es que no existe mejor arma contra un hombre que sus propios pensamientos. Sea a través del miedo a la violencia física o a tener sus mentiras expuestas. Permitir que una persona analice sus sentimientos de culpa y miedo le creará un deseo de aliviar esos sentimientos con una explicación. En este punto tú tienes la ventaja, y si utilizas el sistema que estoy por mostrarte podrás cambiar la balanza a tu favor.

9

Los elementos clave de una buena interrogación

Primero, date cuenta de que estás intentando obtener información de una persona que, por alguna razón, no te la quiere dar. Por ende, para conseguir esa información tienes que actuar con cuidado. Si no cuestionas de la manera correcta no conseguirás lo que quieres. Al mismo tiempo, si cuestionas demasiado, entonces puede que la persona se torne a la defensiva y retenga información.

Entonces ¿Cómo consigues la mezcla perfecta? Bueno, se trata de conocer los elementos principales de la coacción y aplicarlos simultáneamente. Un buen ejemplo de esto es un área que estudié hace un par de años cuando estaba aprendiendo a escribir.

· · ·

Se llama *copywriting*. Básicamente es la redacción de cartas o correos electrónicos de ventas, a veces incluso videos. Pero ¿qué es esto?

Te preguntarás, bueno, la mejor manera de describirlo es escritura persuasiva. ¿Qué tan seguido tienes correo basura? El correo basura y las cartas de ventas se escriben de una manera muy similar. El siguiente paso lógico sería ligas a videos de ventas. El guión está escrito de una manera muy específica. Está hecho para hacerte una promesa. Te muestran la prueba del que producto funciona y lo bueno que es. Te dicen que no puedes vivir sin él. Te demuestran cómo ha mejorado la vida de otros. Y terminan con un par de bonos como ofrecerlo a mitad de precio si compras de inmediato.

¿Te suena familiar?

Bueno, te lo explicaré. Primero, el producto no es relevante, lo que importa es lo que se dice de él.

- La promesa de que tu vida cambiará con este producto. Esto es para llamar tu atención o generar interés.
- Te muestran pruebas de lo que es lo que prometen, o hace lo que prometen. Esto elimina las dudas que tengas, a veces ni siquiera les permite generarse.

- Luego, testimonios. Herramientas poderosas. Las personas son influenciadas por otras personas. ¿Cuántas veces has hecho algo por que viste a alguien más hacerlo y parecía divertido?

- El bonus inesperado, solo para endulzar el día, cuando te das cuenta de que puedes conseguir el producto por un precio más barato puede ser la convicción final.

- La última parte es el tiempo de duración, pensado para mantenerte en el 'aquí y el ahora', evitan preguntas como: "¿Realmente mejorará mi vida con este producto?" O "¿Será simplemente otra cosa inútil en la bodega?"

En vez de hacerte estas preguntas, el reloj en la esquina de la pantalla limitando el tiempo que tienes para hacer la compra te detiene, y pronto estás llamando al 01-800-toma-mi-dinero.

Debes asegurarte de que la persona a la que estás cuestionando se mantenga en este modo de pensamiento a corto plazo. Para esto debes cubrir estas áreas:

1. Aislamiento de fuentes de información externas.
2. Aceptación de la información dada

3. Patrón de pensamiento sumiso
4. Evitar pensamiento a largo plazo o en consecuencias

Entonces, analicemos el sistema un poco más.

Aislamiento de fuentes de información externas

En el escenario del video de ventas tu atención es completamente atrapada, usa un sistema llamado bucles abiertos. Te prometen responder una pregunta después de un par de minutos, pero antes de que te den la respuesta crean otro bucle abierto. Y el ciclo continúa hasta que llegan a la presentación. Esto le permite al vendedor mantener tu atención en el video. Así esa es tu única fuente de información. Aislándote y haciendo que solo recibas un flujo de información. Por supuesto, la única información que recibes es la que ellos te quieren dar.

Aceptación de la información recibida

Una vez más estás siguiendo el patrón de lavado de cerebros cuando "Derek, un chico normal como tú" entre muchas otras personas te dan un testimonio de lo magnífica que es su vida gracias a este fantástico producto. ¡Ni siquiera sé qué es y ya quiero uno!

El constante bombardeo de personas diciéndote cuánto mejoraría tu vida si compraras uno igual refuerza las ideas que se forman en tu cabeza y te ayuda a justificar la futura compra. Como dije, las personas son influenciadas por otras personas. Es posible que muchos de los productos que has comprado en el pasado solo los hayas comprado porque alguien te dijo que eran muy buenos.

Patrón de pensamiento sumiso

Una vez aislado de pensamientos independientes o influencia externa, entonces tu única fuente de influencia viene del video. Así te mantienes en un modo sumiso y que te coacciona a seguir las indicaciones para satisfacer tu nuevo deseo de obtener ese producto.

Evitar el pensamiento a largo plazo o posibles consecuencias

Es claro que el vendedor no quiere que pienses a largo plazo, si de verdad puedes pagarlo, o si puedes justificar gastar esa cantidad en el producto, etc. Así que necesitan mantenerte en el modo de pensamiento a corto plazo. Aquí es donde endulzan el día y tienen esa cuenta regresiva en la esquina de la pantalla. A veces hasta tienen un mensaje que dice ¡27 vendidos en 4 minutos! ¡Solo quedan 88! Y si ves un poco más de tiempo esos 88 se vuelven 57. Hacen que desesperadamente agarres el teléfono para conseguir el tuyo.

El sistema SAVVY

Ahora has aprendido la semántica de mantener a alguien en modo de pensamiento a corto plazo, pero la siguiente sección es igual de importante.

Lo que es dicho es tan crucial como la forma en la que es dicho. De cierta manera, tienes que mantener a tu sospechoso en un tipo de trance. Mantenerlo en pensamiento a corto plazo mientras recitas tu guión coactivo. Necesitas que el sospechoso absorba todo lo que dices y no le permitas a su mente divagar. Como puedes imaginar, una vez que has empezado a andar por este camino no debes cambiar tus patrones de habla drásticamente. Las personas son sensibles a los cambios de comportamiento de otras. Si repentinamente empiezas a sonar emocionado, o tu velocidad y tono se elevan un poco, puede que el sospechoso se de cuenta de esto y se pregunte por qué. Entonces sus pensamientos se enfocan en ti y qué podría pasar, en vez de que los guíes a donde los quieres llevar.

El objetivo principal para ti en esta etapa es hacer que el sospechoso crea que lo entiendes o a su problema. O, al menos, que entiendes la razón de sus acciones. Tienes que ser percibido como comprensivo y sincero también. Un logro difícil de conseguir si estás interrogando a una persona que ha cometido una gran traición. Puede que la sangre te esté ardiendo, pero es imperativo que esto no se demuestre.

Para ayudarte con esto puedes utilizar un sistema, lo puedes recordar con el acrónimo SAVVY, por sus siglas en inglés.

S – Speech (Habla). Reduce la velocidad de tu habla más de lo que crees que debes.

No importa lo lento que creas que ya es, te aseguro que es demasiado rápido. En este momento crucial tu cerebro estará lleno de información que creerás haber conseguido.

. . .

Pero este es el punto donde todo podría salir mal si fallaras. Así que reduce la velocidad de tu habla. Haz un esfuerzo consciente de enfatizar las palabras clave, esto también te ayudará a reducir la velocidad. Si te perciben sin prisa y bajo control, crearás una atmósfera más relajada e informal. Volviendo más fácil que consigas tu objetivo.

A – Attention (Atención). Esto indica que toda tu atención debería estar en la persona que estás interrogando. Todo lo que has aprendido sobre el lenguaje corporal, etc. Es relevante en este punto y deberías poner atención a todo lo que dice y hace. Involúcrate con el sospechoso activamente. No necesitas mirarlo a los ojos directamente, pero el contacto personal puede disminuir la incomodidad. Y más importante, debes estar viendo y escuchando con atención para encontrar señales de que la persona va a confesar.

V – Volume (Volumen). Estudios han demostrado que reducir el volumen de tu voz es más efectivo que gritar. Si de repente comienzas a gritar, la respuesta más lógica es que te griten de regreso. Entonces quedas en una posición terrible, porque la persona no está escuchando lo que dices, sino que está a la defensiva, ignorándote, y preparándose para pelear.

· · ·

Si reduces tu tono de voz, contribuyes a dos cosas. 1) La persona tiene que poner de su parte para escuchar lo que estás diciendo, de esta forma te da la ventaja de su completa atención. 2) Si has seguido el procedimiento correctamente, entonces está escuchando y no hablando, absorbiendo todo lo que dices y la única fuente de información funciona de maravilla, como en el video de ventas. Puede que no haya notado que dejaste de hacerle preguntas.

V – Voice (Voz). Es igual de importante escuchar lo que se dice y cómo se dice. No solo el volumen, toda la presentación. La calidad del contenido es irrelevante, si la presentación no es la indicada puedes incluso sonar estúpido. Si tu tono es barbárico o duro, entonces le estás indicando a la persona que eres un enemigo y no estás de su lado tratando de ayudarla. Tu objetivo es usar el sistema para crear una percepción de ser lo más empático posible. Esto reducirá la resistencia significativamente.

Y – You (Tú). Tu actitud también es importante. No puedes parecer listo para la batalla. Es imperativo que te mantengas tan relajado y casual como puedas. El sospechoso necesita creer que "no es algo serio". Si detecta urgencia en tu lenguaje corporal puede que se salga del modo de pensamiento a corto plazo en el que lo intentabas mantener. Siéntate, no parezcas estar ansioso de conseguir información y, si puedes, intenta parecer algo desinteresado. Actúa como si ya hubieras escuchado esto antes y no es imposible de solucionar.

10

La estructura de tu guión

TE PODRÁS IMAGINAR que no hay un guión universal para extraer una confesión. Esto es simplemente porque cada situación y circunstancias son distintas. Así que hay un grado de modificación dinámica para ajustar tu guión a cada ocasión. Aún así, el método se mantiene igual. Hay 5 pasos que necesitas seguir para llegar a tu meta. También te mostraré qué hacer si llegas al quinto paso y la persona aún no ha confesado, pero por ahora aquí están los cinco pasos.

1. **Reivindica el acto**. Cualquiera que haya sido la ofensa de la persona, en el momento que hayan cometido el acto seguramente lo racionalizaron en su cabeza. Ahora es tu responsabilidad vocalizar esta justificación. Esto hará que el sospechoso concuerde contigo y considere que lo entiendes.

. . .

Así mantienen cierto orgullo y es efectivo para mantenerlo en modo de pensamiento a corto plazo.

Puedes usar frases como:

"Es sencillo. He visto a otros hacer esto muchas veces. Las buenas personas se meten en estas situaciones a menudo.

Tus amigos te ayudan, y naturalmente quieres devolver el favor. Así que haces cosas que normalmente no harías. Es entendible. Puedes tomar un camino que no sabes a dónde te llevará"

Identifica el uso de las palabras "buenas personas se meten en estas situaciones" y no "las personas se meten en estas situaciones, eso no te vuelve una mala persona" Esto es a propósito. Es importante mantener la positividad. No uses palabras negativas. Veremos más de esto después.

2. **Reduce la responsabilidad**. Es sencillo culpar a algo o alguien más por algo que fue tu culpa. Especialmente en la era que vivimos con una cultura de: ¡Si algo malo te pasa encuentra a quien demandar! Cada

año parece que la responsabilidad recae menos en el individuo. Los niños crecen culpando a sus padres por cómo terminó su vida. Si no a los padres, a la escuela, el gobierno, los maestros, lo que sea menos ellos mismos. Se vuelve más complicado hacer que una persona se haga responsable de algo. El método aquí es usar esta cultura de culpabilidad. Reparte la culpa un poco.

Hazle creer al sospechoso que no es completamente su culpa. Culpa al mundo, la sociedad, el sistema, lo que quieras, entre más grande mejor. Culpar a un grupo pequeño u otro individuo le indica al sospechoso que puede potencialmente ser liberado. Así que debes dejarle en claro que, incluso cuando no tiene toda la culpa, realizó una acción y tiene que tomar responsabilidad. Mientras puedas aliviar el sentimiento de culpa total estás en el camino correcto.

3. **Reduce la severidad**. Aquí es importante no permitir que la mente del sospechoso divague en las consecuencias de sus acciones. Por supuesto no puedes permitirle pensar que la situación es insignificante, pero puedes insinuar que podría ser mucho peor. De nuevo, puedes parecer casi desinteresado y hacer afirmaciones como:

· · ·

"No es el fin del mundo" o "Mañana será otro día." Y mi favorito es "Se puede solucionar" o "Podemos llegar a un acuerdo".

4. **Alivia la soledad**: Es importante que en ningún punto el sospechoso se sienta aislado. Si siente que no tiene a dónde ir puede empeorar las cosas. Necesita estar informado de que otros han estado en situaciones similares y que lo has visto y escuchado todo. No es nada nuevo, y puedes lidiar con lo que haya hecho. Usa frases como:

"No eres el primero en hacer algo como esto, ¿sabes?

Muchas personas han estado en la misma situación" o "No existe problema en este mundo que no tenga solución" y "Entiendo por completo y te aseguro que se puede solucionar. Muchas otras personas han estado en la misma situación y siempre se ha solucionado."

5. **Resalta la verdad**. En este punto todo se une. Después de haber invertido tiempo en los pasos anteriores, ahora tienes que hacerle creer al sospechoso que no hay a donde ir, ni otra alternativa que decirle la verdad. Quieres que esté concentrado únicamente en confesar y

no en el evento ocurrido. Tienes que aparentar estar ofreciendo un salvavidas en una situación sin salida. Es crucial que el sospechoso crea que la única forma de salir de ese predicamento es diciéndote todo. Puedes enfatizar esto usando frases como:

"Como dije, tiene solución, pero solo puedo ayudarte si me dices la verdad, debo saber con qué estoy lidiando." O "La única forma en la que resolveremos esto es si me dices todo para que pueda saber qué hacer."

Como mencioné antes, es imperativo que tus palabras se mantengan positivas.

Inserta palabras en tu guión con cuidado y analiza qué impacto pueden tener. Revisa si alguna necesita ser sustituida. Por ejemplo:

Reemplaza palabras como:

"Engañar" con "seguiste tu instinto" o "tuviste relaciones sexuales con…"

· · ·

"Robaste" con "Tomaste" "Recogiste" "Guardaste" u "Obtuviste"

Creo que ya te diste una idea. Por cada palabra que suene seria hay una alternativa más casual. Las palabras que escojas juegan un rol importante en conseguir la confesión. No utilices palabras negativas o palabras que impliquen una gran seriedad. Sé casual.

Contrarrestar la resistencia

Mientras prosigues con tu guión, puede que te encuentres con intentos de interrupción por parte del sospechoso para entorpecer tu progreso. En un mundo perfecto, se sentaría inmóvil escuchando tu guión hasta que finalmente confesara.

Pero no vivimos en un mundo perfecto, definitivamente.

Así que espera ser interrumpido por él, y a continuación hay una lista de tipos de resistencia que puede poner y cómo lidiar con ella. Recuerda, en este punto ya debiste haber hecho la transición de interrogación a extracción de la verdad a través de tu guión. Así que no quieres que diga nada hasta que esté listo para confesar. Solo quieres que escuche. Pero para que pueda revelarte cómo lidiar con esto, primero tengo que enseñarte cómo conseguir lo que quieras, cuando quieras. Suena excelente, ¿no?

La técnica para conseguir lo que quieras

Es una técnica sencilla de dos pasos llamada: Concuerda y Repite.

Puede funcionar para literalmente salirte con la tuya cuando quieras. Simplemente escucha lo que la persona tiene que decir, concuerda con ella, y repite lo que quieres. Lo he usado incluso para conseguir un reembolso en una tienda donde no ofrecían reembolsos.

Compré un par de zapatos y se rompieron en la primera puesta. Regresé a la tienda para hablar con el encargado y la conversación sucedió de esta forma:

Yo: Hola, compré esto ayer y cuando me los puse se rompieron. Me gustaría un reembolso.

Empleado: Ok, déjame revisar (los inspeccionó con cuidado.) Ya veo, no damos reembolsos, pero podríamos intercambiárselos por algo más.

. . .

Yo: Lo aprecio, pero ya no los quiero, solo quiero el reembolso.

Empleado: Ya veo, pero como dije no ofrecemos reembolsos.

Yo: Entiendo perfectamente, pero quiero un reembolso.

Empleado: Señor, como ya le dije no ofrecemos reembolsos.

Yo: Comprendo lo que dices, pero aún quiero el reembolso.

La conversación continuó de manera similar por cinco minutos. Solo concordaba con el empleado y repetía lo que yo quería. No se enojó conmigo, ni discutió, y eventualmente me hizo un reembolso.

¿Por qué funciona esto? La respuesta se divide en dos partes:

1. Es prácticamente imposible discutir con

alguien que está de acuerdo contigo. Así que la persona no se enoja.

2. El mensaje repetido demuestra que no importa lo que la otra persona diga, no vas a cambiar de opinión.

Solo persistes hasta que la otra persona se cansa. Incluso si tratan de cambiar de táctica o el tema, mantente fiel al método de concordar y repetir. Es muy útil y puede ser usado en muchas circunstancias.

¿Qué tiene que ver esto con extraer una confesión? Bueno, como mencioné antes, puede que el sospechoso oponga resistencia al principio del guión. Hay muchos tipos de resistencia, pero las tres principales están enlistadas abajo.

Cuando las leas te darás cuenta de cómo se relacionan con el sistema anterior.

Narración persuasiva

Son afirmaciones muy poderosas para manipular o influenciar tu percepción, ya que son verdad o indiscutibles.

Por ejemplo:

"He trabajado aquí por años, tengo un récord ejemplar y he trabajado duro para conseguir la confianza y el respeto de las personas del departamento. No arriesgaría todo por vender secretos y obtener un par de monedas."

Este tipo de discurso es tan poderoso y convincente simplemente porque la mayoría de él es verdad. No puedes negar los hechos de esta información, pero recuerda que estas verdades solo están ahí para encubrir la mentira. Si ha vendido secretos esa es la frase que usaría para convencerte de lo contrario. Para lidiar con ello eficazmente tienes que ver esas verdades por lo que son. Apenas los identifiques como un método de persuasión, simplemente concuerda con la persona.

"Concuerdo con ello, has estado aquí muchos años y te has ganado el respeto de tus colaboradores. Tu récord es impecable. Nadie está cuestionando la calidad o fortaleza de tu trabajo"

Y solo continúa con tu guión. "Por eso es importante que solucionemos este problema rápidamente y podamos volver a nuestros trabajos" a partir de ahí solo continúa donde te quedaste.

De esta forma neutralizas los intentos del sospechoso de distraerte y le dejas en claro que intentar convencerte no funcionará.

Esto previene intentos futuros también, ya que el sospechoso está consciente de que tampoco servirán.

Comportamiento errático

Puede que no detengas al sospechoso con este sistema, y cuando el plan A no funciona, idea otro y vuelve a intentarlo. Puede que se altere y pierda el temperamento, se rompa y llore, o cualquier tipo de estallido emocional para distraerte y evitar que continúes. Casi la misma técnica. Reconócelo, lidia con él, y continúa. Deja en claro que su berrinche no llegará a ningún lado:

"Entiendo que estés alterado, y créeme es lo último que quiero. No quiero volver esto más difícil para ti, pero tienes que entender que llorar no resolverá nada. Terminemos esto y continuemos con nuestras vidas."

. . .

El llanto es uno de los más sencillos de manejar. Pero cuando una persona se enoja o empieza a perder el control puede volverse más difícil. Recuerda mantener tu tono estable y repetir el sistema:

"Entiendo que esto es frustrante para ti, pero enojarte no va a resolver el problema. La única forma de salir de esto es que me digas tu lado de la historia calmadamente" Es muy importante que no alces la voz bajo ninguna circunstancia. Mantén la compostura como siempre, una vez que hayas discutido el estallido emocional continua con tu guión.

La mayoría del tiempo cualquier demostración de comportamiento errático terminará en una confesión poco después. Estos estallidos emocionales son el último recurso, y cuando el sospechoso se da cuenta de que no funcionan, la confesión viene en seguida.

No-aceptación

Mientras continuas con tu guión puede que te encuentres con que el sospechoso no acepta lo que estás diciendo o te interrumpa con una negación. Algo como: "Ya te dije…" o "Como te dije antes..." la clave aquí es detenerlo y no permitir que continúe. Resolver rápido la situación es importante. Puedes detener a alguien con una sola palabra: su nombre. Es una reacción natural el dejar de hablar cuando te llaman por tu nombre para escuchar lo que la persona tiene que decir. Es un método muy efectivo para tomar control de la situación.

También puedes decir: "Déjame entender esto." O "Espera un momento, entiende que…" y una vez que hayas ganado de nuevo el control de la situación, continúa con el guión.

¿Entiendes por qué era necesario enseñarte el truco de Concordar y Repetir? Tengo que reiterar de nuevo que no debes elevar tu tono de voz. Necesitas hacer que el sospechoso crea de verdad que estás de su lado y su única opción es decir la verdad.

Una segunda manera de retomar el control de la conversación es alzar tu mano frente a él como si estuvieras deteniendo el tráfico. Debe ser abruptamente pero no ofensivamente. No debes demostrar agresividad. Una vez que retomes el control, de nuevo, continúa con tu guión.

. . .

No hay un límite de tiempo para terminar el proceso. Cada vez que lo hagas el tiempo variará. Lo único que debes hacer es continuar no importa qué. Si la otra persona se queda callada es algo bueno. Entre más escuche tu guión una y otra vez con diferentes palabras, es más probable que lo acepte y llegues a tu objetivo.

Saber cuándo atacar

Puede que la persona te interrumpa a mitad de tu guión con un "¡Yo lo hice!" y confiese todo. Cuando esto suceda solo detente y escucha. Por otro lado, puede que tengas un sospechoso que requiera un poco de ayuda. Debes escoger tus palabras con cuidado, y saber cuándo preguntar es igual de importante que la pregunta. Hay señales que te indican el momento correcto, pero primero veamos la estructura de la pregunta.

Por ejemplo, no quieres una pregunta como: "¿Tomaste los documentos con información clasificada y los vendiste?"

En su lugar, pregunta algo así: "¿Todavía tienes los documentos? O "¿Dónde están los documentos ahora?"

. . .

El primer ejemplo insinúa que no sabes si realmente lo hizo. Esto puede darle la idea de que aún puede convencerte de que es inocente.

El segundo ejemplo insinúa que sabes en términos concretos lo que hizo y que su única salida es decirte la verdad.

Ahora que tienes una idea de cómo hacer la pregunta, continuemos con el "cuándo". Debes observar con atención mientras recitas el guión.

Busca señales de concordancia y conformidad. Verbales o no verbales. Un asentamiento de cabeza o concordancia con partes del guión.

Por ejemplo: "Correcto, no es mi culpa" o "sí, solo intentaba hacer lo correcto."

En este punto te sacaste la lotería. Es hora de atacar. Haz la pregunta sin alterar tu tono, volumen, o actitud. Si la emoción te llena de adrenalina, respira y cálmate. Luego haz la pregunta y provoca la confesión.

· · ·

En el punto de la confesión, es crucial que no reacciones. Si repentinamente saltas de tu silla gritando "¡Sabía que habías tomado los documentos!" El sospechoso se sentirá penalizado y se tornará a la defensiva. Debes premiar la confesión y alentar mayor cooperación. Claro que no tienes que darle un pastel. Un simple "gracias" es suficiente. Es importante que el sospechoso se sienta confiado de haber dicho la verdad.

Como con cualquier habilidad, entre más practiques mejor te volverás, y también puede desaparecer. Si no lo usas continuamente no te volverás tan proficiente como alguien que practica diariamente.

Así que intenta practicar lo que has aprendido al menos un par de veces a la semana. Cuando la oportunidad se presente, tómala e interroga a alguien para intentar llegar a la verdad de la situación.

Debo mencionar que nunca debes intentar interrogar a alguien bajo la influencia del alcohol o drogas. La mayoría de tu habilidad se basa en reacciones, lenguaje corporal, y otros factores donde el tiempo y demostración visual son vitales, y estos factores son entorpecidos por el uso de estupefacientes. Puede que demuestren cosas que no harían normalmente, como falta de control físico, habla entorpecida, etc. que evitarán que leas a la persona correctamente.

Además, la inteligencia de una persona juega un gran rol en la detección de mentiras. El lenguaje corporal de una persona usualmente estará sincronizado en armonía con su lenguaje verbal. Una persona menos inteligente puede verse confundida y demostrar señales que pueden ser consideradas indicadores de mentiras. Así que toma la inteligencia de una persona en cuenta.

11

Mitos desmentidos

Las mujeres son mejores para detectar mentiras que los hombres

Las mujeres generalmente son más capaces de conseguir acceso a áreas prohibidas y manipular una situación. Sin embargo, el mito de que las mujeres son mejores para detectar mentiras que los hombres es solo eso, un mito. No existe evidencia que apoye esta afirmación, los estudios han indicado que los hombres son usualmente un poco mejores para esto. Lo que es un poco preocupante, ya que también hay evidencia que sugiere que las personas más deshonestas y mentirosas ¡También son mejores para detectar mentiras!

· · ·

Sin embargo, los hombres y las mujeres mienten sobre cosas diferentes.

Los hombres mienten por razones como: estatus social, poder, o para ganarse el interés de alguien aparentando ser más sociables, más intelectuales, o mucho más exitosos de lo que realmente son. Debo mencionar que, la mayoría del tiempo, todo se reduce a incrementar el poder que tienen, independientemente del tipo de poder que sea. Los hombres predominantemente mienten sobre sí mismos en vez de sobre otras personas. Generan una ilusión de autorrealización a través de sus mentiras. Mientras que las mujeres suelen mentir más para proteger los sentimientos, ya sean los suyos propios o los sentimientos de otros. A pesar de esto, algunos estudios han demostrado que a las mujeres les incomoda la idea de mentir más que a los hombres. Las mujeres sienten mayores niveles de ansiedad, negatividad, y nervios, esto crea un remolino emocional que les afecta en mayor cantidad que a los hombres.

Como dato general, las personas extrovertidas tienen mayor facilidad para mentir que las introvertidas. Mienten más a menudo y se sienten más cómodos con mentir a comparación de la enorme incomodidad que experimentan las personas introvertidas al hacerlo.

· · ·

Los psicópatas son los mejores mentirosos

Esto también es mentira, pero con frecuencia son muy inteligentes, lo que les da una ventaja cuando se trata de controlar o manipular una situación o una persona.

Los que no tienen tanta educación aún tienden a ser encantadores, lo que nos hace creerles. Puede que parezca que estoy estereotipando, y lo estoy un poco, pero la mayoría de los psicópatas entra en esta categoría.

Existen sueros de la verdad que pueden hacer que le digas todo a alguien

El famoso químico pentotal de sodio, comúnmente conocido como el suero de la verdad, es otro mito popularizado por películas y novelas de espías. No es completamente mentira. El concepto original fue creado por el Dr. Robert House. Alrededor de 1915, le administró una droga llamada escopolamina a mujeres embarazadas durante el parto. Él pudo notar que, además de eliminar el dolor y generar somnolencia, tenía un par de efectos secundarios. Hacía que respondieran automáticamente a cualquier pregunta que les hicieran.

. . .

La idea se movió a ser administrada a prisioneros, y varias versiones de la droga han sido probadas, pero la escopolamina tenía un efecto secundario que borraba la memoria. ¿Funciona? Más o menos. Vuelve al sospechoso muy complaciente. Se ve confundido y complaciente y dice lo que cree que la otra persona quiere oír. Casi como estar borracho. Eventualmente la corte suprema definió que cualquier confesión bajo la influencia de un suero de la verdad era coaccionada, y su uso se volvió inconstitucional.

Las personas se cruzan de brazos cuando están mintiendo

Esta es de las más comunes. Es cierto que esta acción puede considerarse un indicador de engaño en ciertas circunstancias. También es verdad que algunas personas se cruzan de brazos cuando se sienten incómodas o amenazadas. Pero también existen quienes se cruzan de brazos porque es una posición cómoda. Solo cuando has establecido una base puedes observar a una persona y definir si es un comportamiento usual.

Una persona mira hacia arriba en diagonal a la izquierda cuando está mintiendo

. . .

En ciertas ocasiones esto puede ser verdad. En el mundo de la PNL, los movimientos de ojos son indicadores del patrón de pensamiento de una persona. Existe un plan visual de las direcciones en las que se mueven los ojos de una persona cuando se le hace una pregunta, y es algo así:

Movimiento de ojos:

Arriba y a la derecha = Recordar imágenes visuales

Derecha = Recordar Auditivamente (sonidos)

Abajo y a la derecha = Recordar Cinestésicamente (Sentimientos)

Arriba y a la izquierda = Imágenes Visuales Creadas o Construidas

Izquierda = Audiciones (sonidos) Creados o Construidos

. . .

Abajo y a la izquierda = Sinestesias (Sentimientos) Creados o Construidos

Este es el sistema utilizado por practicantes de la PNL en una P.N.O. (Persona Organizada Normalmente)

Este sistema fue probado y rechazado por el pentágono. Ya que no funcionaba en no PNO's. así que para la pregunta "¿Los mentirosos miran hacia arriba y a la izquierda?" La respuesta corta es no.

12

Congelarse

LE HE DICHO muchas veces a muchas personas "El silencio puede ser el grito más fuerte de culpa." Este método es útil para detectar engaños, especialmente cuando varias personas pueden ser culpables. Ahora, esto puede sonar algo fantasioso o de novela criminal, pero te daré un ejemplo de cómo aplicarlo a tu vida diaria. Imagina que 5 estudiantes viven en la misma casa. Uno de ellos está a punto de bañarse cuando agarra la botella de champú y se da cuenta que está vacía. Luego procede a salir del baño enojado y corre a la sala para gritar:

"¡¿Quién usó todo mi champú!?"

Todos los estudiantes responden: "Yo no." O "No sé", menos el estudiante número 4 quién se mantiene sentado y quieto. ¡A esto se le llama congelarse! Es una manera primitiva de no atraer atención a tu persona.

El congelarse es un indicador de culpa. Frecuentemente el sospechoso se queda sentado, evita contacto visual, y, en casos extremos, empiezan a volverse "cuellos de tortuga". Se refiere a cuando lentamente alza los hombros y su cabeza se hunde entre ellos, retrayéndose como si fuera una tortuga.

Recuerda, no son siempre las palabras lo que indican una mentira, ¡a veces es la falta de ellas!

Conclusión

Ahora que ya has obtenido información invaluable para la detección de mentiras, te daré un par de consejos para cuando la pongas en práctica.

1. Si haces una pregunta de varias partes puede que te cueste trabajo identificar sobre cuál está mintiendo el sospechoso. Si este es el caso, sé claro con el sujeto y especifica que habrá varias partes, realiza la primera pregunta y busca las señales, luego la segunda y así sucesivamente. Si preguntas todo de una sola vez, tendrás problemas para determinar a qué parte corresponden las señales que obtengas de él.

2. Intenta evitar que la persona sepa que estás observándola o leyendo sus acciones. Cuando se vuelve consciente de que buscas señales de

lenguaje corporal, etc. puede cambiar su comportamiento.

3. Una red de seguridad para ti. Si has intentado todo para conseguir una respuesta específica fallidamente y estás seguro de que la persona está mintiendo intenta esto: Pregúntale qué es lo que *ella cree* que deberías preguntarle. Por ejemplo: "Hay algo que tú creas que debería preguntarte que aún no haya mencionado?" y permite que su mente trabaje por un segundo para ver cómo reacciona.

4. No preguntes oraciones negativas. Demuestran incertidumbre. Si preguntas en forma positiva tendrás mejores resultados.

5. El virus mental. En vez de preguntar: "¿has abierto este cajón?" pregunta "¿Existe alguna razón por la cual alguien en esta oficina diría que te vio abrir este cajón?" Recuerda, la mejor herramienta contra una persona es su propia mente.

6. Sigue practicando. Entre más uses las técnicas mejor te volverás. La información es inútil si no la usas con frecuencia. Observa y practica con personas a donde vayas.

7. Por último. No siempre estarás en lo correcto. En ocasiones no detectarás la mentira, o creerás que alguien inocente miente. No te estreses por ello. Incluso las máquinas diseñadas para ello fallan – y frecuentemente.

Así que no te preocupes, no eres una máquina, ni un experto. Cuando falles, tómalo como experiencia y sigue practicando.

Sigue estos consejos, practica lo más que puedas, y vuelve a leer este libro de vez en cuando para evitar caer en malos hábitos. ¡Encontrarás a todos los mentirosos antes de lo que crees!

CPSIA information can be obtained
at www.ICGtesting.com
Printed in the USA
BVHW011114230321
602886BV00020BA/1047